[redacted]

KÖNIGS ERLÄUTERUNGEN

Band 47

Textanalyse und Interpretation zu

Thomas Mann

DER TOD IN VENEDIG

Wilhelm Große

Alle erforderlichen Infos für Abitur, Matura, Klausur und Referat
plus Musteraufgaben mit Lösungsansätzen

Bange Verlag

Zitierte Ausgabe:
Mann, Thomas: *Der Tod in Venedig und andere Erzählungen*. Frankfurt am Main: Fischer Taschenbuch Verlag, Bd. 54, [61]2017.

Über den Autor dieser Erläuterung:
Dr. Wilhelm Große: Studium der Germanistik, Philosophie und Pädagogik an der Ruhr-Universität Bochum; Tätigkeit im Schuldienst, in der Lehrerausbildung und -fortbildung; Lehrbeauftragter an der Trierer Universität im Bereich Literaturdidaktik; zahlreiche Publikationen zur deutschsprachigen Literatur vom 18. bis zum 20. Jahrhundert; literaturdidaktische Beiträge

4. Auflage 2020
ISBN: 978-3-8044-1987-2
PDF: 978-3-8044-5987-8, EPUB: 978-3-8044-6987-7

Druck und Weiterverarbeitung: Tiskárna Akcent, Vimperk

1. DAS WICHTIGSTE AUF EINEN BLICK – SCHNELLÜBERSICHT

Damit sich jeder Leser in unserem Band rasch zurechtfindet und das für ihn Interessante gleich entdeckt, hier eine Übersicht.

Im 2. Kapitel geben wir einen tabellarischen Überblick über **Thomas Manns Leben** und stellen den **zeitgeschichtlichen Hintergrund** dar:

⇨ S. 10 ff.

→ Thomas Mann lebte von **1875 bis 1955**. Geboren in **Lübeck**, hielt er sich dort, dann auch in **München** und, bedingt durch die Machtergreifung durch die Nationalsozialisten, in den **USA** auf. 1952 kehrte er nach Europa zurück und siedelte in die **Schweiz**.

→ ***Der Tod in Venedig*** erschien 1912.

⇨ S. 14 ff.

→ Der zeitgeschichtliche Hintergrund ist für das Leben und für das Verständnis des Werkes von Thomas Mann ausgesprochen wichtig, darum geben wir in einem weiteren Teil eine Übersicht über wichtige zeitgeschichtliche Ereignisse und über einige jener Werke von Thomas Mann, die er im Umkreis von *Der Tod in Venedig* verfasste (*Königliche Hoheit*, der Beginn der Arbeiten an *Felix Krull*, *Der Zauberberg* und *Betrachtung eines Unpolitischen*).

⇨ S. 17 f.

Im 3. Kapitel bieten wir eine Textanalyse und -interpretation der Erzählung.

Der Tod in Venedig **– Entstehung und Quellen:**

⇨ S. 19 ff.

Zunächst geben wir anhand von **Äußerungen Thomas Manns** einen Einblick in die Entstehungsgeschichte. So wird deutlich, wie stark

Der Tod in Venedig **Erlebnisse des Autors** verarbeitet (Tod Gustav Mahlers, Begegnung mit Wladyslaw Baron Moes, Ferien der Familie Mann in Venedig).

Inhalt:

Gustav Aschenbach, ein dem klassizistischen Maß und dem bürgerlichen Leistungsethos verpflichteter **Schriftsteller**, der seit seinem 50. Geburtstag geadelt ist, wird bei einem Spaziergang am Münchener Nordfriedhof auf einen Mann aufmerksam, der in ihm eine plötzliche Reiselust weckt. Er folgt dieser Verlockung und **setzt sich nach Venedig ab**. In seinem Strandhotel auf dem Lido erregt ein schöner Knabe seine Aufmerksamkeit. Gleichwohl versucht er, sich von dieser auch erotisch getönten Lust loszureißen, doch der Versuch einer Abreise misslingt. In seiner **sehnsüchtigen Liebe zu dem Knaben Tadzio** lässt er sich immer mehr gehen. In Venedig bricht die Cholera aus. Während Aschenbach sterbend am Strand zusammensinkt, glaubt er Tadzio zu sehen, „als ob der bleiche und liebliche Psychagog dort draußen ihm lächle, ihm winke; […] voranschwebe ins Verheißungsvoll-Ungeheure" (S. 87). ⇨ S. 22 ff.

Chronologie und Schauplätze:

Die Handlung erstreckt sich über wenige Wochen. Hauptschauplätze sind München und vor allem dann Venedig. ⇨ S. 31 ff.

Personen:

Die Hauptpersonen sind

Gustav Aschenbach:

→ geadelter Schriftsteller ⇨ S. 40 ff.
→ Vertreter des literarischen Klassizismus

➪ S. 40 ff.

Tadzio:

→ junger Knabe
→ Ziel der nicht eingestandenen homoerotischen Sehnsucht Aschenbachs

Alle weiteren Personen sind diesen beiden Hauptfiguren funktional zugeordnet. Vor allem sind es

➪ S. 46 f.

Personifikationen des Todes:

→ der Fremde am Nordfriedhof in München
→ der Schiffszahlmeister
→ der alte Geck
→ der Gondoliere
→ der Buffo
→ der Liftführer
→ der Friseur

Stil und Sprache Manns:

➪ S. 67 ff.

Prägend für den Stil ist vor allem die Ironie. Die Erzählhaltung und ihren ironischen Unterton bestimmt im Wesentlichen, dass die Erzählperspektive immer wieder wechselt und den Leser oft klüger sein lässt als Aschenbach, der somit auf eine ironische Distanz gerückt wird.

Interpretationsansätze:

➪ S. 71 ff.

Bei der Betrachtung von Thomas Manns Äußerungen zu seiner Novelle stechen folgende Aspekte heraus:

→ Als Tragödie angelegt, behandelt die Novelle das Problem der Künstlerwürde im parodistischen Stil und verwehrt sich so gegen eine Gleichsetzung der Figur Aschenbach mit dem Schriftsteller Mann.

→ *Der Tod in Venedig* ist die Auseinandersetzung mit der Dekadenz als zeitgenössischem Phänomen und als Vorbote des Faschismus.

Die sich anschließende Interpretation der einzelnen Kapitel legt den Schwerpunkt vor allem auf die mythologischen Anspielungen in der Novelle. ⇨ S. 77 ff.

2. THOMAS MANN: LEBEN UND WERK

2.1 Biografie

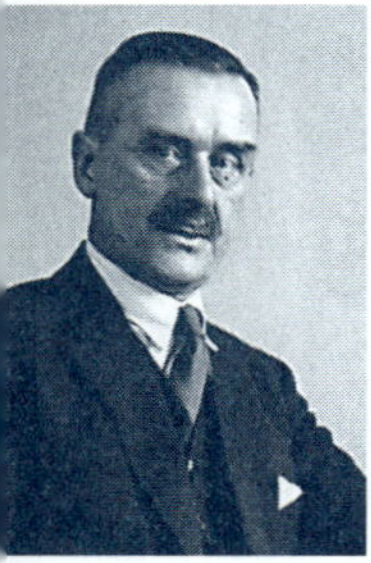

Thomas Mann (1875–1955) © ullstein bild – Imagno

JAHR	ORT	EREIGNIS	ALTER
1875	Lübeck	Am 6. Juni wird Thomas Mann als zweiter Sohn des Kaufmanns und niederländischen Konsuls Johann Heinrich Mann und seiner Frau Julia, geb. da Silva-Bruhns, in Lübeck geboren.	
1877		Der Vater von Thomas Mann wird in den Lübecker Senat gewählt.	2
1882		Besuch einer Lübecker Privatschule	7
1889		Besuch des Realgymnasiums	14
1891		Der Vater von Thomas Mann stirbt.	16
1893	München	Die Mutter zieht mit den drei jüngsten Kindern nach München.	18
1894	Lübeck München	Beendigung der Schule; Volontariat in der ‚Süddeutschen Feuerversicherungsbank'; heimliche Niederschrift der Novelle *Gefallen* während der Arbeitszeit; Kündigung; Gasthörer an der Technischen Hochschule München	19
1896	Italien	Italienaufenthalt	21
1897		Beginn der Niederschrift von *Buddenbrooks*	22
1898	München	Rückkehr nach München; erste Buchveröffentlichung *Der kleine Herr Friedemann*; Lektor und Korrektor beim ‚Simplicissimus'	23
1900		Abschluss der Arbeit an *Buddenbrooks*; Militärdienst bis zur Entlassung wegen Dienstuntauglichkeit	25
1901		*Buddenbrooks* erscheint.	26
1902		*Gladius dei*	27

JAHR	ORT	EREIGNIS	ALTER
1903		*Tonio Kröger, Tristan, Das Wunderkind*	28
1905		Heirat mit Katharina (Katja) Pringsheim; Geburt der Tochter Erika	30
1906		*Fiorenza*; Geburt des Sohnes Klaus	31
1909		*Königliche Hoheit*; *Das Eisenbahnunglück*; Beginn der Arbeit am *Felix*; Sohn Golo geboren	34
1910		Bekanntschaft mit Gustav Mahler; Geburt der Tochter Monika	35
1911	Italien	Tod Gustav Mahlers; Aufenthalt auf dem Lido bei Venedig	36
1912	München	***Der Tod in Venedig*** erscheint.	37
1913		Beginn der Arbeit am *Zauberberg*	38
1918		*Betrachtungen eines Unpolitischen*; Tochter Elisabeth geboren	43
1919		Sohn Michael geboren	44
1922		*Von deutscher Republik*; Aussöhnung mit Heinrich Mann	47
1923		Tod der Mutter	48
1924		*Der Zauberberg* erscheint.	49
1925		Beginn der Arbeit an *Joseph und seine Brüder*	50
1929		Nobelpreis für Literatur	54
1930		*Mario und der Zauberer*; *Deutsche Ansprache. Ein Appell an die Vernunft*	55
1932		*Goethe als Repräsentant des bürgerlichen Zeitalters. Rede zum 100. Todestag Goethes*	57
1933	Schweiz	11. Febr. Abreise nach Holland, Beginn der Emigration, Aufenthalt in der Schweiz, an der französischen Riviera, Niederlassung in Küsnacht bei Zürich, Ablehnung des Beitritts	58

JAHR	ORT	EREIGNIS	ALTER
		zur Reichsschrifttumskammer; *Die Geschichten Jaakobs, Joseph und seine Brüder. Der erste Roman*	
1934	USA	Erste Reise in die Vereinigten Staaten	59
1935	USA	Zweite Reise in die USA; Ehrendoktorwürde der Harvard-University	60
1936	Deutschland	Aberkennung der deutschen Staatsangehörigkeit; Aberkennung der Doktorwürde der Philosophischen Fakultät der Universität Bonn	61
1937	USA	Dritte Reise in die USA	62
1938		Zweite Emigration über Paris und Boulogne in die Vereinigten Staaten; Professur in Princeton	63
1939		*Bruder Hitler*; *Lotte in Weimar*	64
1940		Umzug nach Kalifornien; Beginn der monatlichen Radiosendungen ‚Deutsche Hörer!' (bis 1945); *Die vertauschten Köpfe*	65
1943		Abschluss der Arbeit an *Joseph und seine Brüder*	68
1944		*Das Gesetz*; Erwerb der amerikanischen Staatsbürgerschaft	69
1945		*Deutschland und die Deutschen*	70
1947		*Doktor Faustus*	72
1949	Frankfurt am Main; Weimar	*Die Entstehung des Doktor Faustus. Roman eines Romans*; *Ansprache im Goethejahr 1949* in Frankfurt; Verleihung des Goethe-Preises der Stadt Frankfurt; Ansprache in Weimar, Verleihung des Goethe-Preises, Ehrenbürgerrecht der Stadt Weimar; Freitod des Sohnes Klaus	74
1950	USA	Tod des Bruders Heinrich	75
1951		*Der Erwählte*	76

JAHR	ORT	EREIGNIS	ALTER
1952	Schweiz	Rückkehr nach Europa; Übersiedlung in die Schweiz	77
1953		*Die Betrogene*	78
1954		*Bekenntnisse des Hochstaplers Felix Krull*	79
1955	Lübeck; Zürich	Ehrenbürger der Stadt Lübeck. Am 12. August stirbt Thomas Mann im Kantonsspital Zürich.	80

2.2 Zeitgeschichtlicher Hintergrund

ZUSAMMENFASSUNG

Die folgende Tabelle umfasst historische Daten aus Weltpolitik, Wirtschaft, Gesellschaft, Naturwissenschaft, Technik, Kunst, Literatur, Philosophie und Musik der ersten drei Jahrzehnte des 20. Jahrhunderts.

Weltpolitik

1899	Haager Friedenskonferenz über die friedliche Belegung internationaler Konflikte; Burenkrieg
1900	Niederschlagung des ‚Boxer-Aufstandes' in China durch die europäischen Großmächte; zweites Flottengesetz des Deutschen Reichstages
1901	Scheitern der deutsch-britischen Bündnisverhandlungen
1905	Erste Marokkokrise
1911	Revolution in China und Sturz der Monarchie; Zweite Marokkokrise
1912	Scheitern der deutsch-britischen Flottengespräche
1914	Beginn des Ersten Weltkrieges
1917	Russische Revolution; Kriegseintritt der USA
1918	Frieden von Bresk-Litowsk zwischen der Sowjetunion und den Mittelmächten; Revolution in Deutschland; Waffenstillstand; Bürgerkrieg in der Sowjetunion
1922	Vertrag von Rapallo zwischen Deutschland und der Sowjetunion; ‚Marsch auf Rom'; italienische Faschisten unter Mussolini bilden die Regierung
1923	Ruhrbesetzung durch Frankreich (Räumung 1925 beendet); Hitler-Ludendorff-Putschversuch in München
1924	Tod Lenins und Aufstieg Stalins zur Alleinherrschaft

1932	Internationale Abrüstungskonferenz in Genf; Konferenz in Lausanne beschließt Ende der Reparationen
1933	Ernennung Hitlers zum Reichskanzler

Wirtschaft und Gesellschaft

1900	Bürgerliches Gesetzbuch tritt in Kraft; Eröffnung der Métro in Paris
1901	Frauenstudium in Baden zugelassen
1911	Einführung der Angestelltenversicherung in Deutschland
1912	Treffen der Jugendbewegung auf dem Hohen Meißner; Einführung des Fließbandes bei Ford
1918	Achtstundentag in Deutschland; Wahlrecht für Frauen im Deutschen Reich
1923	Inflation und Währungsreform
1927	Einführung der Arbeitslosenversicherung in Deutschland
1928	Ruhreisenstreit
1932	Über sechs Millionen Arbeitslose in Deutschland
1933	Beginn der starken Emigration aus Deutschland, verursacht durch den nationalsozialistischen Terror

Naturwissenschaft und Technik

1902	Drahtlose Atlantikverbindung
1902	Erster bemannter Motorflug
1905	Albert Einsteins Relativitätstheorie
1908	Erstes deutsches Fernsprech-Ortsnetz für Selbstwähler
1911	Amundsen als Erster am Südpol; Rutherfords Atommodell
1912	Untergang der ‚Titanic'
1923	Erste regelmäßige Rundfunksendung in Deutschland
1927	Atlantikflug von Charles Lindbergh
1928	Erste Versuchssendung des Fernsehens in Berlin

Kunst, Literatur, Philosophie und Musik

1900	Freuds *Traumdeutung*
1905	Gründung der Künstlervereinigung ‚Brücke' in Dresden
1909	Marinettis *Futuristisches Manifest*; Schönbergs ‚Drei Klavierstücke', op. 6
1910	Kandinsky malt sein erstes abstraktes Bild
1911	Gründung der Künstlervereinigung ‚Der Blaue Reiter' in München
1917	Gründung der Universum-Film AG (Ufa)
1918	Gründung des ‚Staatlichen Bauhauses' in Weimar durch Gropius
1929	Gründung des ‚Museums of Modern Art' in New York
1930	Eröffnung des Hauses des Rundfunks in Berlin

2.3 Angaben und Erläuterungen zu wesentlichen Werken

ZUSAMMENFASSUNG

Es sind vor allem Thomas Manns Werke *Königliche Hoheit*, *Betrachtungen eines Unpolitischen* und *Der Zauberberg*, die in die Zeit der Entstehung von *Der Tod in Venedig* fallen.

‚Prinzenroman' *Königliche Hoheit*

In dem ‚Prinzenroman' *Königliche Hoheit*, der 1909 erschien, greift Mann wieder das Thema des vornehm-überlegenen Außenseiter-Dichters auf, der seinen Platz in der Gesellschaft sucht, ohne sich trivialisieren zu müssen. Die von *Tonio Kröger* her bekannte Sehnsucht nach dem Gewöhnlichen ist das strukturelle Gegengewicht. Das ‚strenge Glück' einer Ehe, die zugleich eine Annäherung an das ‚Volk' sein soll, beschließt den Roman hoffnungsvoll.

Thomas Mann lässt seine Arbeit an dem begonnenen Roman *Felix Krull* zugunsten der Arbeit an der Novelle *Der Tod in Venedig* (1912) liegen.

Nach dem *Tod in Venedig* greift Mann zunächst den *Krull* wieder auf, beginnt dann aber den *Zauberberg*, was erst eine Erzählung werden sollte, für die er Stoff während eines Besuches seiner lun-

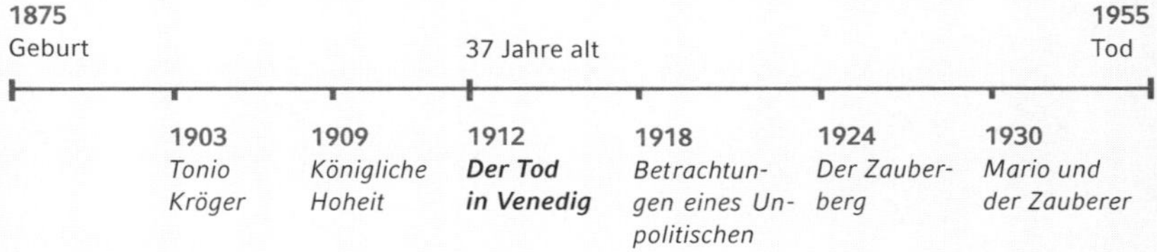
1875
Geburt
37 Jahre alt
1955
Tod
1903
Tonio Kröger
1909
Königliche Hoheit
1912
Der Tod in Venedig
1918
Betrachtungen eines Unpolitischen
1924
Der Zauberberg
1930
Mario und der Zauberer

genkranken Frau in Davos gesammelt hatte. Daraus wurde ein Roman, der erst 1924 zur Veröffentlichung kam.

Geschichte einer ,Entbürgerlichung': *Der Zauberberg*

Auch dies ist die Geschichte einer Entbürgerlichung, nur geschieht sie diesmal nicht einem Schriftsteller, sondern einem schlichten Hamburger Bürgersohn, der bei seinem so nicht geplanten, aber immer wieder in die Länge gezogenen Sanatoriumsaufenthalt zwischen zwei ,Erzieher' gerät, den kommunistischen Jesuiten Naphta einerseits, der sich an der anti-liberalen Ideologie einer gewaltsamen Veränderung der Welt zum Zweck der Herstellung eines Gottesreiches berauscht, und andererseits den fortschrittsgläubigen und liberalen Settembrini.

Essay *Betrachtungen eines Unpolitischen*

Noch vor Vollendung seines *Zauberbergs* legt Mann seinen Essay *Betrachtungen eines Unpolitischen* vor (1918), der – wie auch *Der Zauberberg* – direkte oder indirekte Reaktion auf den Ersten Weltkrieg ist.

3. TEXTANALYSE UND -INTERPRETATION

3.1 Entstehung und Quellen

ZUSAMMEN-FASSUNG

Der Tod in Venedig entsteht zwischen Juli 1911 bis Juli 1912. Die Novelle erscheint in der „Neuen Rundschau" im Oktober/November 1912.

Sie ist stark von Erlebnissen des Autors geprägt:

→ Tod Gustav Mahlers
→ Begegnung mit Wladyslaw Baron Moes
→ Ferien der Familie Mann in Venedig

Gleichzeitiges Erscheinen der Novelle in Zeitschrift und Buch

Mit nur wenigen Unterbrechungen wurde *Der Tod in Venedig* vom Juli 1911 bis zum Juli des darauffolgenden Jahres niedergeschrieben. Er erschien in der *Neuen Rundschau* 23 (Oktober/November 1912) und zugleich in Buchform im Hyperionverlag (München). Wie bei vielen Romanen und Erzählungen Thomas Manns lassen sich jedoch erste Gedanken und Entwürfe zur Novelle schon viele Jahre früher entdecken.

Wirklichkeits-partikel in der Novelle

Welche Wirklichkeitspartikel neben einer Reise an den Lido noch Eingang in die Novelle fanden, zählt Thomas Mann selbst auf:

> „Ganz ebenso [wie im *Tonio Kröger*] ist im *Tod von Venedig* nichts erfunden: Der Wanderer am Münchener Nordfriedhof, das düstere Polesaner Schiff, der greise Geck, der verdächtige Gondoliere, Tadzio und die Seinen, die durch Gepäckverwechslung missglückte Abreise, die Cholera, der ehrliche Clerc im Reisebureau, der bösartige Bänkelsänger oder was sonst anzuführen wäre – alles war gegeben, war eigentlich nur einzustellen und erwies

dabei aufs Verwunderlichste seine kompositionelle Deutungsfähigkeit.“[1]

Gustav Mahler als Vorbild für Aschenbach

Gleichsam als Kristallisationspunkt, um den sich die aufgezählten Einzelereignisse kristallisierten, dürfte die Nachricht vom Tode des Komponisten Gustav Mahler gewirkt haben, die Thomas Mann noch während seines Aufenthaltes auf der Insel Brioni erreichte. Thomas Mann schnitt sich Mahlers Bild aus der Zeitung aus und benutzte es später zur Beschreibung Aschenbachs. Es war Mahlers in den Zeitungen berichtetes „fürstliches Sterben“, das Mann veranlasste, Aschenbach die „leidenschaftlich strengen Züge der [ihm] vertrauten Künstlerfigur zu geben“[2].

Wladyslaw Baron Moes als Vorbild für Tadzio

Diesem ersten Kristallisationspunkt sollte sich noch ein zweiter zugesellen, denn nachdem die Familie Mann die Insel Brioni verlassen hatte und mit dem Schiff von Pola nach Venedig gelangte, verbrachte sie dort im Hôtel des Bains mit einem kleinen Abstecher nach Como bis zum 2. Juni 1911 ihre Ferien. Hier nun sollte Thomas Mann dem vierzehnjährigen Wladyslaw Baron Moes begegnen, dem Vorbild für Tadzio.

Schauplatz Venedig durch eigenen Urlaubsaufenthalt

Drei wichtige Elemente konnten sich damit zu einer Geschichte fügen: Ein Künstler (Mahler) trifft auf einen jungen Menschen, der ihn völlig aus der festgefügten und abgesichert erscheinenden Lebensbahn wirft. Am Ende dieser Geschichte steht der Tod. Mit Venedig war die entsprechende Räumlichkeit vorgegeben. Die übrigen oben erwähnten Erlebnisse (Geck, Gondoliere usw.) konnten sich nunmehr dem Handlungskern ankristallisieren.

Der Tod in Venedig erscheint 1912

Nach der Rückkehr nach Deutschland begann Thomas Mann die Niederschrift seiner Geschichte in seinem Landhaus in Bad Tölz,

---

1 zit. nach: Bahr, Ehrhard: *Thomas Mann. Der Tod in Venedig.* Erläuterungen und Dokumente. Stuttgart 1991, S. 119.

2 ebd., S. 119 f.

und erst ein Jahr später schloss er sie dort auch ab, nachdem er in der Zwischenzeit durch Vortragsreisen und die Begleitung seiner Frau zum Kuraufenthalt in Davos an einer kontinuierlichen Arbeit an der Novelle gehindert wurde. Sie erschien, abgeschlossen im Juli 1912, im Oktober- bzw. Novemberheft der *Neuen Rundschau* sowie in einer bibliophilen Auflage von hundert Exemplaren im Hyperionverlag München. Dieser Ausgabe folgte im Februar des darauffolgenden Jahres die Ausgabe im Fischer-Verlag, zuerst in einer Auflagenhöhe von 8000 Exemplaren. Eine neue Auflage war jedoch schon schnell vonnöten, denn bis Ende 1913 waren 18 000 verkaufte Exemplare erreicht.

3.2 Inhaltsangabe

ZUSAMMEN-
FASSUNG

Gustav Aschenbach, ein dem klassizistischen Maß und dem bürgerlichen Leistungsethos verpflichteter Schriftsteller, der seit seinem 50. Geburtstag geadelt ist, wird bei einem Spaziergang am Münchener Nordfriedhof auf einen Mann aufmerksam, der in ihm eine plötzliche Reiselust weckt. Er folgt dieser Verlockung und setzt sich nach Venedig ab. In seinem Strandhotel auf dem Lido erregt ein schöner Knabe seine Aufmerksamkeit. Gleichwohl versucht er, sich von dieser auch erotisch getönten Lust loszureißen, doch der Versuch einer Abreise misslingt. In seiner sehnsüchtigen Liebe zu dem Knaben Tadzio lässt er sich immer mehr gehen. In Venedig bricht die Cholera aus. Während Aschenbach sterbend am Strand zusammensinkt, glaubt er Tadzio zu sehen, „als ob der bleiche und liebliche Psychagog dort draußen ihm lächle, ihm winke; […] voranschwebe ins Verheißungsvoll-Ungeheure" (S. 87).

Aschenbachs Reiselust wird durch einen Fremden geweckt, auf den er bei einem Spaziergang in München aufmerksam wird (Erstes Kapitel)

Der Schriftsteller Gustav Aschenbach, der aufgrund seiner literarischen Verdienste seit seinem fünfzigsten Geburtstag geadelt wurde, macht Anfang Mai von seiner Münchener Wohnung aus einen Spaziergang, weil ihn eine innere Unruhe nicht seinen üblichen Mittagsschlaf finden lässt. Nach geraumer Zeit beschließt er, vom Nördlichen Friedhof mit der Tram wieder zurückzufahren, da begegnet er ganz plötzlich einem Fremden, der vor der Einsegnungshalle steht und dessen Blick ihn trifft.

Begegnung mit einem Fremden

Der Fremde hat nichts Bajuwarisches an sich, trägt Basthut, Rucksack und Stock. Aufgrund dieses Wanderhaften, das er ausstrahlt, erweckt er in Aschenbach selbst, der sich von seiner schriftstellerischen Arbeit im Augenblick etwas überreizt fühlt, ein unbestimmtes Fernweh, so dass Aschenbach beschließt zu reisen. Aschenbachs Sehnsucht ins Ferne und Neue, nach Befreiung und Entbürdung und Vergessen lässt ihn kurz in einen Tagtraum versinken, in den Traum einer chaotisch-exotischen Urwaldlandschaft. Als sich Aschenbach noch einmal von der Straßenbahn aus nach dem Fremden umsieht, erblickt er ihn nicht mehr. Er scheint auf so merkwürdige Weise verschwunden zu sein, wie er anfangs aufgetaucht war.

Gewecktes Fernweh und Entschluss zu reisen

Aschenbachs Tagtraum

Informationen über Leben und Werk des Schriftstellers Aschenbach (Zweites Kapitel)

Noch bevor Aschenbach seine beschlossene Reise antritt, liefert das zweite Kapitel Informationen über Leben und Werk des Schriftstellers in einem gerafften biografischen Lebens- und Werkrückblick. Aschenbach stammt aus L.; seine Vorfahren waren Offiziere, Richter, Verwaltungsfunktionäre. Durch die Mutter des Dichters war rascheres, sinnlicheres Blut in die Familie gekommen. Sie war Tochter eines böhmischen Kapellmeisters. „Die Vermählung dienstlich nüchterner Gewissenhaftigkeit mit dunkleren, feurigeren Impulsen ließ einen Künstler und diesen besonderen Künstler erstehen.“ (S. 13)

Geraffter Lebens- und Werkrückblick

Aschenbachs ganzes Wesen ist auf Ruhm abgestellt. Beinahe noch Gymnasiast, hat er sich schon einen Namen gemacht. Schon zehn Jahre später hat er zu repräsentieren gelernt. „Der Vierziger hatte, ermattet von den Strapazen und Wechselfällen der eigentlichen Arbeit, alltäglich eine Post zu bewältigen, die Wertzeichen aus aller Herren Länder trug." (S. 14) Aschenbach sieht sich in seinem Werk auf Leistung verpflichtet. Durchhalten ist sein Arbeitsprinzip.

Aschenbachs Arbeitsprinzip ist Durchhalten

Er hat verschiedene literarische Strömungen mit seinem Werk durchlaufen, bis er zu einer Form des Klassizismus fand, die ihn sogar zum Schulbuchautor hat werden lassen. Von ihm stammt ein Epos über Friedrich den Großen, ein Roman *Maja*, eine Erzählung *Ein Elender* und eine Abhandlung über *Geist und Kunst*. Dies sind die Werke, die eigens Erwähnung finden. Aschenbach hat sich damit den „Glauben des breiten Publikums und die bewundernde, fordernde Teilnahme der Wählerischen" (S. 14) erobert.

Aschenbach hatte sich frühzeitig in München ansässig gemacht. In noch jungen Jahren hatte er sich mit einem Mädchen aus einer gelehrten Familie verheiratet. Seine Frau verstarb jedoch schon früh, nur eine Tochter, „schon Gattin", war ihm geblieben, „einen Sohn hatte er nie besessen" (S. 19). Aschenbachs Antlitz trug bereits unverkennbar „die Spuren imaginärer und geistiger Abenteuer", und die Kunst hatte dort, „selbst bei klösterlicher Stille des äußeren Daseins, auf die Dauer eine Verwöhntheit, Überfeinerung, Müdigkeit und Neugier der Nerven" erzeugt, wie „ein Leben voll ausschweifender Leidenschaften und Genüsse sie kaum hervorzubringen vermag" (S. 20).

Frühzeitiger Tod der Frau Aschenbachs

Aschenbach reist nach Venedig, Begegnung mit dem Knaben Tadzio, den er fortan beobachtet (Drittes Kapitel)

Aschenbachs Reise über Triest u. Pola nach Venedig

Zwei Wochen nach der Begegnung mit dem Fremden am Nördlichen Friedhof tritt Aschenbach seine Reise an. Sie führt ihn zunächst nach Triest, einen Tag darauf nach Pola. Aber auch dort hält er es

Ian Bostridge als Aschenbach mit Peter Coleman-Wright als Gondoliere in Benjamin Brittens Oper *Death in Venice* 2007 © ullstein bild – Lebrecht Music & Arts Photo Library

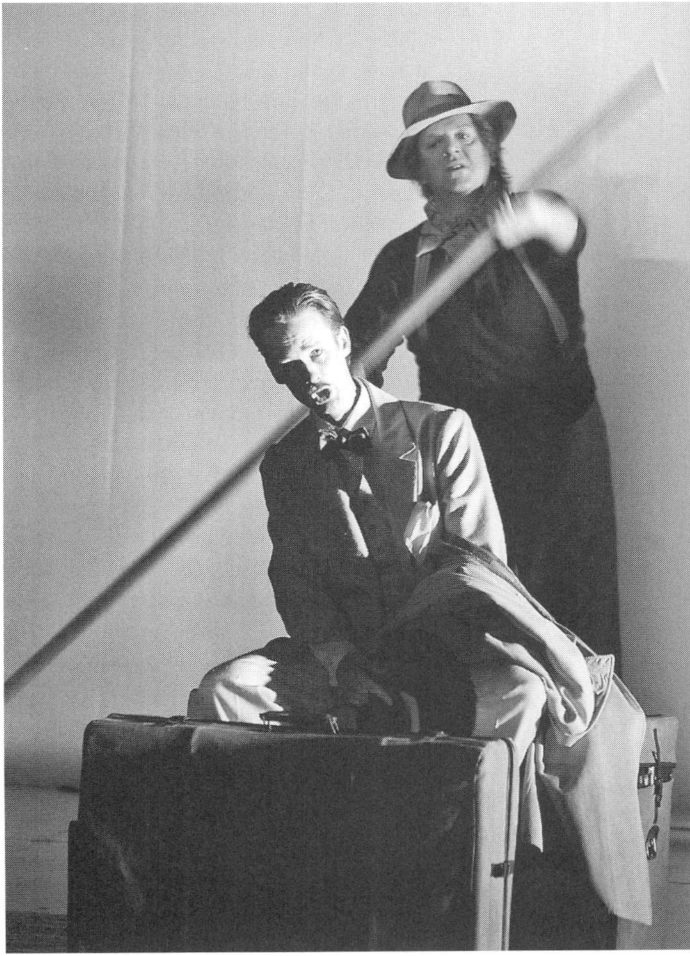

nicht länger als anderthalb Wochen aus, und er entschließt sich, per Schiff nach Venedig überzusetzen.

Unter den Fahrgästen fällt Aschenbach vor allem ein geckenhaft gekleideter, falscher Jüngling auf. Diese Gestalt und noch andere Erlebnisse sind es, die in Aschenbach das Gefühl aufkommen lassen, „als lasse nicht alles sich ganz gewöhnlich an, als beginne eine träumerische Entfremdung, eine Entstellung der Welt ins Sonderbare um sich zu greifen" (S. 23).

Aschenbach steigt in sargähnliche Gondel

Auch der Gondoliere, in dessen sargähnliche Gondel Aschenbach nach der Ausschiffung steigt, ist eine befremdliche Gestalt. Es entsteht ein Disput mit dem Gondoliere darüber, ob er Aschenbach zur Dampferstation bringen soll oder ihn die ganze Strecke bis zum Lido fährt. Der kurze Streit wird dadurch geschlichtet, dass sich der Fahrgast ganz in den despotischen Willen des Gondoliere gibt. Um ihn schließlich zu entlohnen, muss Aschenbach im Hotel, seinem eigentlichen Bestimmungsort, Geld wechseln. Als er jedoch zurückkommt, ist die Gondel verschwunden. Später erfährt er, dass der Gondoliere möglicherweise keine gültige Konzession hatte. Aschenbach erhält in dem Hotel sein Zimmer mit Meerblick. Umgekleidet nach der Fahrt, wartet er am Abend in der Hotelhalle, stellt hier fest, dass sich aus aller Herren Länder Gäste im Hotel befinden, slawisch sprechende jedoch in der Überzahl zu sein scheinen. In einer kleinen Gruppe polnischer Kinder erblickt Aschenbach zum ersten Mal Tadzio, und mit Erstaunen registriert er dessen auffallende Schönheit.

Aschenbach erblickt zum ersten Mal Tadzio

Abreisepläne verwirft Aschenbach wegen Tadzio

Als Aschenbach am nächsten Tag erwacht, nimmt er den „fauligen Geruch der Lagune" (S. 35) wahr und denkt schon an Abreise. Als er jedoch wieder dem Knaben begegnet und erneut von dessen „wahrhaft gottähnlicher Schönheit" (S. 36) angetan ist, beschließt er zu bleiben und bekräftigt diesen Entschluss nochmals, als er Tadzios am Strand ansichtig wird. „Ich will also bleiben." (S. 38)

So denkt er bei sich. Den Nachmittag verbringt Aschenbach in Venedig. Er macht einen Spaziergang, bei dem ihm die ungesunde Schwüle und Dumpfheit in den Gassen auffällt, so dass er ein zweites Mal an Abreise denkt. Er kehrt ins Hotel zurück, verlangt die Rechnung und fährt am nächsten Morgen, nachdem er sein Gepäck bereits vorausgeschickt hat, zum Bahnhof.

Spaziergang durch Venedig

Als er jedoch am Bahnhof erfährt, dass sein Gepäck irrtümlich nach Como vorausgeschickt wurde, kehrt er ins Hotel zurück. Er erkennt und gesteht sich ein, dass „ihm um Tadzios willen der Abschied so schwer geworden war" (S. 49). Von dem ihm zugewiesenen neuen Hotelzimmer aus erblickt Aschenbach den Strand mit seinen Hütten und Booten.

Zweiter Abreiseversuch Aschenbachs wird durch sein missgeleitetes Gepäck verhindert

> „Aschenbach blickte hinaus, die Hände im Schoß gefaltet, zufrieden, wieder hier zu sein, kopfschüttelnd unzufrieden über seinen Wankelmut, seine Unkenntnis der eigenen Wünsche. So saß er wohl eine Stunde, ruhend und gedankenlos träumend. Um Mittag erblickte er Tadzio." (S. 48)

Aschenbach gesteht sich ein, dass er Tadzio liebt (Viertes Kapitel)

Auch als nach zwei Tagen Aschenbach die fehlgeleiteten Gepäckstücke wieder zugestellt werden, ändert er seinen Entschluss, nunmehr doch bleiben zu wollen, nicht. Er richtet seine Tage so ein, dass er sich möglichst in der Nähe des Knaben Tadzio aufhält, durch dessen Erscheinung er derart enthusiasmiert wird, dass er hier „jene anderthalb Seiten erlesener Prosa" niederschreibt, „deren Lauterkeit, Adel und schwingende Gefühlsspannung binnen kurzem die Bewunderung vieler erregen sollte" (S. 55).

Aschenbach beobachtet Tadzio so oft wie möglich

Eines Abends findet sich die polnische Familie, zu der Tadzio gehört, nicht im Speisesaal ein. Voller Unruhe ergeht sich Aschenbach nach Tisch vor dem Hotel und trifft dort unvorbereitet mit dem von einem Ausflug zurückkehrenden Tadzio zusammen. Aschenbachs unkontrollierter Gesichtsausdruck verrät mehr von seinem Gefühl, als er sonst zu offenbaren wagte. Und Tadzio scheint es zu erwidern, indem er Aschenbach deutlich anlächelt. Jedoch ist es das Lächeln „des Narziss, der sich über das spiegelnde Wasser neigt" (S. 61).

Aschenbachs Liebesgeständnis

Mit diesem Lächeln „enteilt Aschenbach wie mit einem verhängnisvollen Geschenk" (S. 61). Er sucht die Dunkelheit des Parks und flüstert vor sich hin: „Ich liebe dich!" (S. 61)

In Venedig bricht die Cholera aus, Aschenbach bleibt um Tadzios willen und stirbt am Strand (Fünftes Kapitel)

Der Ausbruch der Cholera in Venedig wird vertuscht

In der vierten Woche seines Aufenthaltes entdeckt Aschenbach in der Luft einen eigentümlich fatalen Geruch. Zufällig aufgefangene Gesprächsfetzen, das Gespräch mit dem Friseur, von der Stadtbehörde aufgehängte Plakate beschwichtigenden Inhalts, all das deutet auf eine in Venedig grassierende Epidemie, die Cholera, hin, die jedoch den Gästen gegenüber verschwiegen wird, damit den Venezianern das Geschäft nicht gestört wird.

Aschenbach bemerkt zwar, dass sich Deutsche und Österreicher aus dem Hotel zunehmend zurückziehen, aber die übrigen Völkerschaften scheinen nichts von der drohenden Gefahr zu ahnen. Aschenbach selbst empfindet eine „dunkle Zufriedenheit über die obrigkeitlich bemäntelten Vorgänge in den schmutzigen Gässchen Venedigs" (S. 63). Sein Geheimnis um Tadzio verschmilzt somit mit dem Geheimnis der Stadt. Er stellt inzwischen Tadzio nach, lässt es nicht mehr – wie zu Beginn – bei den Zufallsbegegnungen. Zu nächtlicher Stunde lehnt er sogar die Stirn an dessen Hotelzimmertür.

Aschenbachs Geheimnis um Tadzio verschmilzt mit dem Geheimnis der Stadt

(100)

Eines Abends erscheinen Straßensänger – zwei Männer und zwei Frauen – und spielen und singen für die verbliebenen Hotelgäste. Von einer dieser Gestalten geht immer dann, wenn sie an Aschenbachs Platz vorübergeht, ein penetranter Karbolgeruch aus, ein Geruch des Todes, den aber die anderen Gäste ignorieren. Als das Publikum in einen Lachrefrain eines Gassenhauers einstimmt, bleiben Aschenbach und Tadzio, der ebenfalls an der Veranstaltung teilnimmt, ernst.

Aschenbach wird zur Abreise geraten

Am nächsten Tag erfährt Aschenbach in einem englischen Reisebüro am Markusplatz die Wahrheit über die Seuche. Der englische Clerk rät ihm, sobald als möglich abzureisen, zumal die Verhängung von Quarantänemaßnahmen nur noch eine Frage kurzer Zeit ist. Aschenbach erwägt zwar, die Familie Tadzios über die Gefahr aufzuklären, aber er verwirft zugleich schon wieder diesen Gedanken. „Was galt ihm noch Kunst und Tugend gegenüber den Vorteilen des Chaos?“ (S. 78)

Aschenbachs Traum

In der folgenden Nacht träumt Aschenbach vom Einzug des Gottes Dionysos, dem „fremden Gott“ (S. 78). Aus diesem furchtbaren Traum erwacht der „Heimgesuchte entnervt, zerrüttet und kraftlos dem Dämon verfallen“ (S. 80). Aus Sorge, dem jungen Tadzio nicht zu gefallen, geht er zu einem Friseur und lässt sich ein abstoßendes Äußeres durch Haarfarbe, Cremes und Schminke verpassen. So wird ein würdelos-gefälschter Jüngling aus ihm, ähnlich dem lächerlichen Greis auf dem Schiff, das ihn nach Venedig brachte.

Aschenbach lässt sich für Tadzio lächerlich verjüngen

Aschenbachs Vision und Absage an eigenes Künstlertum

Eines Nachmittags, als Aschenbach wieder einmal Tadzio im Labyrinth der venezianischen Gassen folgt, überkommt ihn ein unerträglicher Durst. Er nimmt einige völlig überreife Erdbeeren zu sich. Neben einer Zisterne setzt er sich erschöpft nieder, und in einem Wachtraum hat er eine Vision von dem Weg des Künstlers zum Geist, von Schönheit und Eros, von Erkenntnis und Abgrund. Diese Vision endet mit einer Absage an das eigene Künstlertum:

„Die Meisterhaltung unseres Stiles ist Lüge und Narrentum, unser Ruhm und Ehrenstand eine Posse." (S. 84)

Aschenbach stirbt am Strand

Wenige Tage später geht Aschenbach zum Strand. Ihm ist nicht wohl. Er sieht Tadzio nach einem Ringkampf mit einem Gleichaltrigen ins Meer gehen. Ihm ist, als ob Tadzio ihm zulächle und zuwinke, als ob er ihn auffordre, ihm zu folgen. In diesem Augenblick stirbt Aschenbach. „Und noch desselben Tages empfing eine respektvoll erschütterte Welt die Nachricht von seinem Tode." (S. 87)

3.3 Aufbau

ZUSAMMENFASSUNG

Die Novelle ist wie eine Tragödie in fünf Abschnitte, entsprechend den fünf Akten einer Tragödie, unterteilt, wobei allerdings der zweite mit dem ersten Abschnitt ausgetauscht werden müsste.

Die Grundstruktur der Handlung

1. Kapitel	**Exposition**	München, Begegnung mit dem Fremden als Auslöser
2. Kapitel	**Rückblick**	Aschenbachs Karriere als Schriftsteller
3. Kapitel	**Wendepunkt**	Venedig, Bekanntschaft mit Tadzio
4. Kapitel	**Retardation**	Ausbruch der Cholera
5. Kapitel	**Katastrophe**	Tod Aschenbachs

Konfilkt

Im ersten Kapitel wird der Konflikt ausgelöst. Der Fremde, den Aschenbach am Münchener Nordfriedhof sieht, löst in ihm eine Reiselust aus, der er dann zu Beginn des dritten Abschnitts nachkommt, nachdem im zweiten Abschnitt die Vorgeschichte nachgeholt worden ist. Mit der erweckten Reiselust ist das „Thema der Lockung durch das Dionysische intoniert“[3]. Das dritte Kapitel stellt insofern den Höhepunkt der Tragödienhandlung dar, als in ihm der Kampf zwischen Bleiben und Abreise ausgetragen wird:

Vorgeschichte

Höhepunkt

Wendepunkt

> „die mythischen Mächte (Tadzio) siegen, die versuchte Abreise scheitert. […] Das vierte Kapitel enthält die Entwicklung der

---

3 Kurzke, Hermann: *Thomas Mann. Epoche – Werk – Wirkung*. München 1985, S. 121.

> Liebe zu Tadzio, der Aschenbach immer freieren Lauf lässt. Es beginnt mit noch distanzierter ästhetischer Betrachtung des Geliebten und mit dem Versuch, in seiner Gegenwart zu arbeiten, und endet mit dem überwältigten Bekenntnis: ‚Ich liebe dich'. Das fünfte Kapitel beginnt mit der Cholera in Venedig, beschreibt die zunehmende Auflösung der bürgerlichen Ordnung und der Persönlichkeit Aschenbachs und endet mit seinem Tod und dem Sieg der dionysischen Mächte."[4]

Katastrophe

So sehr auch der Aufbau des *Tod in Venedig* dem einer klassischen Tragödie gleicht, diese Reminiszenz bleibt doch nur bewusstes Zitat einer literarischen Tradition, die zugleich ironisch unterlaufen wird, denn der hohe Ton der Tragödie will sich nicht einstellen, weil immer wieder der Erzähler mit seiner Erzählweise, den eingenommenen Perspektiven und den fast parodistischen Zügen den hohen Ton ironisch unterläuft.

Wechselnde Erzählperspektiven

Leitmotiv- und Verweisungstechnik

Zur Erzählweise gehört auch die von Thomas Mann in der Novelle verwendete Leitmotiv- bzw. Verweisungstechnik. Das hervorstechendste Leitmotiv ist dabei die Reihe der Leitfiguren, wobei man in diesem Falle sogar das Wort ‚Leitfigur' fast wörtlich nehmen darf, denn sie begleiten Aschenbach in den Tod (s. o.).

Der Todesreigen

All diesen Figuren aus dem Todesreigen ist gemeinsam, dass sie Züge des Kriminellen, Unheimlichen oder Vulgär-Obszönen aufweisen. So leiten sie allesamt zu dem Bereich des Fremdgewordenen hinüber, in das Reich der Entstellung und des Sonderbaren, das Aschenbach, auch wenn er es sich zunächst nicht eingesteht, doch so fasziniert (s. S. 23).

---

4 ebd., S. 121 f.

Aus seiner geordneten Welt heraustretend, findet sich Aschenbach schließlich in einer südlichen Welt vor, ins „elysische Land", an die „Grenzen der Erde", entrückt, wo „leichtestes Leben den Menschen beschert ist" (S. 50). Er steigert sich in seinem Wohlbefinden so weit, dass er Freude an der „heilig entstellten Welt voll panischen Lebens" (S. 58 f.) entwickelt. Dies ist die Welt des Gottes Dionysos, die Aschenbach zu einem „Berückten" (S. 59) werden lässt.

Geordnete Welt vs. südliche Welt

Das Meer

Zum Bereich des Dionysischen, verstanden als das Formen Auflösende, gehört auch das Meer. Mit dem neuen Lebensgefühl hängt auch das Meeresmotiv zusammen. Aschenbach möchte ein „ruhevoll inniges Verhältnis zum Meere" (S. 20 f.) finden. Auf dem Schiff spürt er dann, wie ihm angesichts der „ungeheuren Scheibe des öden Meeres" auch „das Maß der Zeit" (S. 24) abhanden kommt. Am Lido angekommen, genießt er die „Aussicht aufs offene Meer" (S. 30), die ihm nihilistische Anwandlungen bringt:

Aschenbachs neues Lebensgefühl

> „Er liebte das Meer aus tiefen Gründen: aus dem Ruheverlangen des schwer arbeitenden Künstlers, der vor der anspruchsvollen Vielgestalt der Erscheinungen an der Brust des Einfachen, Ungeheuren sich zu bergen begehrt; aus seinem verbotenen, seiner Aufgabe gerade entgegengesetzten und ebendarum verführerischen Hange zum Ungegliederten, Maßlosen, Ewigen, zum Nichts. Am Vollkommenen zu ruhen, ist die Sehnsucht dessen, der sich um das Vortreffliche müht; und ist nicht das Nichts eine Form des Vollkommenen?" (S. 38)

„Er liebte das Meer"

Diesem Meer wird Tadzio zugeordnet. Er erinnert in vielem an die Todesfiguren, auch er ist Seelenführer, Psychagoge, wie er am Ende der Novelle genannt wird. Nach den gerade zitierten Gedanken über das Meer heißt es nämlich weiter:

Tadzio und das Meer

> „Wie er nun aber so tief ins Leere träumte, ward plötzlich die Horizontale des Ufersaumes von einer menschlichen Gestalt überschnitten, und als er seinen Blick aus dem Unbegrenzten einholte und sammelte, da war es der schöne Knabe, der, von links kommend, vor ihm im Sande vorüberging." (S. 38)

Es scheint so, als sei Tadzio nicht nur die Verkörperung des Schönen, sondern als vereinige er in sich auch die Züge des Maßlosen, Ewigen und des Nichts. Bezeichnenderweise ist es am Ende der Novelle auch wieder Tadzio, der im Meere vor dem Nebelhaft-Grenzenlosen wandelt, als wolle er Aschenbach in diesen Bereich hineinziehen bzw. mit diesem Bereich vermitteln. Tadzio ist also auch eine Vermittlerfigur. Wie Tadzio aus dem Meer zu kommen scheint, taucht er auch am Ende der Erzählung in diesem Element wieder unter.

Tadzio als Vermittlerfigur

Die Stadt

Venedig

Wie das Meer gewinnt auch Venedig als Stadt am Meer eine symbolische Bedeutung. Das „glücklich gewählte Reiseziel" (S. 21), wie es der ziegenbärtige Zahlmeister auf dem Schiff Aschenbach gegenüber nennt, ermöglicht eine Reise ins „Unvergleichliche, märchenhaft Abweichende" (S. 21), aber auch ins Tödliche als dem Kulminationspunkt des vom ‚Normalen' Abweichenden.

Das Todbringende in der Stadt

Auf dieses Todbringende Venedigs wird immer wieder angespielt, wenn von dem fauligen Geruch der Lagune und Kanäle die Rede ist, womit sich zugleich eine Korrespondenz zu der „Urweltwildnis aus Inseln, Morästen und Schlamm" einstellt, d. h. zu jener Stelle, wo Aschenbach, ausgelöst durch den Wanderer, „eine Landschaft, ein tropisches Sumpfgebiet" vor seinem inneren Auge sieht

(S. 10). Dieses Gesicht löst bei ihm „Entsetzen und rätselhaftes Verlangen“ (S. 10) aus, eine Gefühlsmischung also, die er auch Venedig gegenüber empfindet. Zugleich verbinden sich das Venedig-Motiv und die imaginierte sumpfige Landschaft mit Aschenbachs „furchtbarem Traum“ (S. 78), in dem er zu dem orgiastischen Fest der Vitalität entführt wird. Auch hier ist der eigentliche Schauplatz die „Seele selbst“ (S. 78). Der äußere Raum ist nur Widerspiegelung seelischer Zustände, Ausdruck des empfundenen inneren Chaos, dem sich Aschenbach in seiner „Zügellosigkeit“ hingibt, nachdem er die „Zucht“ (S. 56) verloren hat.

Das Wetter

Spiegelung der Befindlichkeiten Aschenbachs

Aber nicht nur das Meer und die Stadt haben symbolische Bedeutung und bilden ein Netz von Verweisungen, auch das Wetter wird leitmotivisch benutzt und spiegelt häufig die Befindlichkeiten des Helden wider. Wie Aschenbach aus der Ordnung gerät, indem er sich auf den Spaziergang begibt, weil durch die innere Gereiztheit sich der entlastende Schlummer nicht einstellen wollte, scheint auch das Wetter aus der Ordnung geraten zu sein, weil „ein falscher Hochsommer“ (S. 7) eingefallen ist, obwohl es erst Anfang Mai ist. Wider alle Erwartung bleibt der Himmel grau, als Aschenbach sich nach Venedig begibt (s. S. 21). Während des Venedigaufenthaltes klärt sich das Wetter nicht auf (s. S. 35), dann herrschen Scirocco und eine „widerliche Schwüle“ (S. 42), die Aschenbachs Gesundheit sehr zu schaffen machen. Erst als er sich zur Fortsetzung seines Venedig-Aufenthaltes endgültig entschlossen hat, folgen sonnige Tage aufeinander, schließlich – im fünften Kapitel – nimmt das Wetter fast tropischen Charakter an: Die Sonne brennt, Aschenbach holt sich einen Sonnenbrand (s. S. 62). Schließlich regiert „sonnenlose Schwüle“ (S. 77) die von der Cholera durchsetzte Stadt. Nach der Verjüngung bzw. Entstellung durch den Kosmetiker empfängt

Aschenbach ein „lauwarmer Sturmwind“ (S. 82). Die Luft ist nunmehr „feucht, dick und von Fäulnisdünsten erfüllt“, so dass diese Schwüle „der Esslust wehrt, und die Vorstellung drängte sich auf, dass die Speisen mit Ansteckungsstoffen vergiftet seien“ (S. 82), was Aschenbach jedoch nicht davon abhält, sich die schon überreifen Erdbeeren zu kaufen und sie zu verzehren. Als Aschenbach schließlich an seinem Todestag nochmals seinen Platz am Meer aufsucht, ist es dort „unwirtlich“ geworden (S. 85):

> „Über das weite, flache Gewässer, das den Strand von der ersten gestreckten Sandbank trennte, liefen kräuselnde Schauer von vorn nach hinten. Herbstlichkeit, Überlebtheit schien über dem einst so farbig belebten, nun fast verlassenen Lustorte zu liegen.“ (S. 85)

Eine Bemerkung, die nochmals sehr deutlich macht, wie in der Novelle Jahreszeiten und Wetter zur seelischen Befindlichkeit des Künstlers in Parallele gesetzt werden.

Gesten

Das Öffnen der Hand als Zeichen der Entkrampfung

Aber nicht nur räumliche, zeitliche und atmosphärische Verweisungen enthält der Text. Er ist von Thomas Mann sogar so weit durchkomponiert, dass selbst kleinste Gesten ihre Aussagekraft erhalten, so z. B. die Gebärde, wie Aschenbach seine Hand öffnet, was als Zeichen zunehmender Entkrampfung bzw. Lösung und auch Gelöstheit genommen werden kann. Der Leser wird darauf aufmerksam gemacht, da diese Gebärde selbst innerhalb der Novelle thematisiert und ausgedeutet wird:

> „Als er um sein fünfunddreißigstes Jahr in Wien erkrankte, äußerte ein feiner Beobachter über ihn in Gesellschaft: ‚Sehen Sie,

> Aschenbach hat von jeher nur so gelebt‘ – und der Sprecher schloss die Finger seiner Linken fest zur Faust – ‚niemals so‘ – und er ließ die geöffnete Hand bequem von der Lehne des Sessels hängen.“ (S. 14)

Entsprechend dieser Textstelle zeigt sich die von Aschenbach gefundene Entspannung in der Öffnung seiner Arme. An exponierter Stelle schildert Thomas Mann die entsprechende Geste seines Helden. Hatte Aschenbach nur in Anspannung gelebt, zu der er sich berufen fühlte, zu der er aber nicht geboren war (s. S. 14), so heißt es am Ende des dritten Kapitels bezüglich der „beiden schlaff über die Lehne des Sessels hinabhängenden Arme“: Es war „eine bereitwillig willkommen heißende, gelassen aufnehmende Gebärde.“ (S. 49) Und am Ende des vierten Kapitels flüstert Aschenbach sein „Ich liebe dich!“ Tadzio zu, wenn er bezeichnenderweise wieder „zurückgelehnt, mit hängenden Armen“ (S. 61) auf einer Bank sitzt. Der einst so in innerer Anspannung lebende Aschenbach ist von seiner Leidenschaft, so unmöglich, absurd, verworfen und lächerlich (s. S. 61) sie auch sein mag, völlig „überwältigt“. Jedoch steckt in diesem Akt der Überwältigung keine Gewalt, im Gegenteil, in seinem Unterbewussten öffnet sich Aschenbach mit der zitierten Arm- und Handgebärde „bereitwillig und gelassen“ dem, was ihm widerfährt.

Das Öffnen der Arme als Zeichen der Überwältigung und Entspannung

Todes- und Farbsymbolik

Wie fein das Verweisungsnetz geknüpft ist, mag noch an einem weiteren Beispiel veranschaulicht werden. Die Gondel, der Granatapfelsaft, die Sanduhr sind traditionelle Todessymbole, aber auch die Erdbeeren, die Aschenbach in Venedig verzehrt und die ihm wohl den Tod bringen, sind symbolisch aufgeladen.

Gondel, Granatapfel, Sanduhr

Erdbeeren

Überreif sind diese Erdbeeren, wie Aschenbach selbst am Ende der Überlebtheit der Jahreszeit entspricht, indem er im Herbst seines Alters steht. Weich sind die Erdbeeren, wie auch Aschenbach einen Sinn für das Weiche gefunden hat. Wie wohl hatte er sich doch in dem erschlaffendsten Sitz von der Welt, dem Sitz in der Barke, gefühlt! Dass bei den Erdbeeren der Leser deren rote Farbe mitdenken muss, ist klar, und so stellt sich eine über den ganzen Text verteilte Farbsymbolik ein.

Rot

Denn Rot als die Farbe der Liebe erinnert an Aschenbachs Liebe zu Tadzio und dem Schönen, sie erinnert aber auch an die falschen roten Töne, die rot geschminkten Lippen des Gecken, an die roten Krawatten der Todesfiguren, an Aschenbachs eigene rote Krawatte, die er auf Anraten des Kosmetikers trägt. Gleichzeitig assoziiert sich diesen roten Tönen aber auch die „rot seidene Masche“ (S. 36) an Tadzios Blusenanzug. Dieser wiederum verbindet den schönen Jungen aufgrund der blauen Farbe zugleich mit dem Meer, so dass Tadzio sowohl ein Zeichen der Liebe wie ein Zeichen des Meeres an sich trägt, wie er ja über die Liebe zu Aschenbach mit dem Unbegrenzten vermittelt wird, in das er mit seinem Tode eingeht, nachdem er es durch die künstlerische Form zu bannen versucht hat.

Blau

3.4 Personenkonstellation und Charakteristiken

ZUSAMMEN-FASSUNG

Die Hauptfiguren der Novelle sind

Gustav Aschenbach:
- → Schriftsteller
- → hat sich zunächst mehreren verschiedenen literarischen Stilrichtungen verschrieben
- → ist nunmehr ein Vertreter des literarischen Klassizismus
- → Höhepunkt seiner schriftstellerischen Karriere ist die Verleihung des Adelstitels

Tadzio:
- → junger Knabe
- → Projektionsfläche für Aschenbachs Sehnsüchte

Weitere Figuren sind Personifikationen des Todes bzw. **Todesboten:**
- → der Fremde am Nordfriedhof in München
- → der Schiffszahlmeister
- → der alte Geck
- → der Gondoliere
- → der Buffo
- → der Liftführer
- → der Friseur

Liebesgeschichte

Fahrt in den Tod

Der Tod in Venedig ist eine Liebesgeschichte eines alternden Mannes zu einem jungen, schönen Knaben, wobei sich der Mann seine homoerotischen Wünsche lange Zeit nicht eingestehen will. Die Novelle ist zugleich eine Fahrt in die Todeswelt, in den Hades. So verbinden sich Eros und Thanatos, Liebe und Tod. Zugleich ist der Held der Novelle ein Künstler, so dass Künstlerbiografie und Kunstauffassung einen weiteren thematischen Schwerpunkt der Erzählung bilden.

Der Künstler und sein Medium

Aschenbachs Weg in die Würdelosigkeit

Aschenbach ist Künstler. Dort, wo die Novelle einsetzt, hat er bereits eine Entwicklung hinter sich, die „ein bewusster und trotziger, alle Hemmungen des Zweifels und der Ironie zurücklassender Aufstieg zur Würde gewesen ist“ (S. 17). Nachdem er diesen Zenit seines Ruhms vor allem mit der Erhebung in den Adelsstand erreicht hat, betritt er – und dies ist die eigentliche Handlung der Novelle – einen Weg in die Würdelosigkeit. Die Stufen seiner wachsenden Leidenschaft für den Knaben Tadzio sind Etappen seiner Auflösung, der Wechsel von Zucht, der er sich und sein Schaffen Jahrzehnte unterstellt hat, in Zuchtlosigkeit, der Austritt aus einer gewohnten Welt in den Bereich des Sonderbaren, schließlich sogar Chaotischen und Obszönen. Sicherlich täuscht sich Aschenbach lange Zeit über sich selbst und über das, was ihn treibt. Die Reminiszenzen an die antike Mythologie und die Zitation antiker Schriftsteller sollen vor Aschenbach verbergen, wie weit er „in Wallung geraten“ (S. 53) ist.

Annäherung an Tadzio als Suche nach dem Schönen

Seine Annäherung an Tadzio will Aschenbach vor sich selbst immer verstanden wissen als seinen Versuch zu verstehen, was das Schöne sei. Er will „das Schöne selbst begreifen, die Form als Gottesgedanken, die eine und reine Vollkommenheit“ (S. 53). Aschenbach kaschiert sein eigentliches Wollen damit, dass er sich einredet, dass

> „sich der Gott, um uns das Geistige sichtbar zu machen, gern der Gestalt und Farbe menschlicher Jugend bediente; die er zum Werkzeug der Erinnerung mit allem Abglanz der Schönheit schmückte und bei deren Anblick wir dann wohl in Schmerz und Hoffnung entbrannten“ (S. 53).

So denkt der „Enthusiasmierte“ (S. 53), ohne zu merken, dass er einem „Dämon verfallen“ (S. 80) ist, von einer „Passion“ am „Narrenseile“ geleitet (S. 83). Erst am Ende weiß Aschenbach, welcher Selbsttäuschung er erlegen ist. Zu dieser Täuschung gehört wohl auch, dass er sich über die Kunst falsche Vorstellungen gemacht hat, und Thomas Mann tritt mit diesem Aspekt der Novelle in einen literaturhistorischen Diskurs ein, denn Aschenbach wird auf dem Höhepunkt seiner literarischen Karriere als Vertreter des Klassizismus, der eine der wichtigen literarischen Strömungen um die Jahrhundertwende darstellte, kenntlich gemacht. Mit dieser Kunstrichtung setzt sich Thomas Mann in seiner Novelle auseinander und zeigt deren Paradoxien bzw. notwendiges Misslingen auf.

Am Ende erkennt Aschenbach seine Selbsttäuschung

Literaturhistorischer Diskurs in der Novelle

Bevor sich jedoch Aschenbach zum Klassizismus wandte, war er in seinen schriftstellerischen Anfängen wohl Vertreter des Naturalismus, so dürfte man folgern, wenn von dem ‚frühen‘ Aschenbach gesagt wird, dass mit seinem Werk vom *Elenden* in der „Wucht des Wortes, mit welchem hier das Verworfene verworfen wird“, sich die Abkehr von dem „moralischen Zweifelsinn, von jeder Sympathie mit dem Abgrund“ ankündige (S. 18). Die Absage an die Laxheit des Mitleidssatzes, dass alles verstehen alles verzeihen heiße, zeigt überdies an, dass sich in Aschenbachs Werk das „Wunder der wiedergeborenen Unbefangenheit“ (S. 18) ereignet hat. Aschenbachs „edler und tüchtiger Geist“ hat sich gegen den „scharfen und bitteren Reiz der Erkenntnis“ gewandt (S. 17), der Künstler war vom Erkenntnisekel so infiziert, dass er sich nun ganz dem „Erstarken

Kritik am Klassizismus

seines Schönheitssinnes" hingibt und nach jener klassizistischen „adeligen Reinheit, Einfachheit und Ebenmäßigkeit der Formgebung" sucht, die seinen Werken in der nächsten Schaffensphase das „gewollte Gepräge der Meisterlichkeit und Klassizität verlieh" (S. 18). Ein Urteil über diese Kunstform schiebt der Erzähler selbst an dieser Textstelle in Form einer Frage ein. Es heißt dort:

> „Aber moralische Entschlossenheit jenseits des Wissens, der auflösenden und hemmenden Erkenntnis, – bedeutet sie nicht wiederum eine Vereinfachung, eine sittliche Vereinfältigung der Welt und der Seele und also auch ein Erstarken zum Bösen, Verbotenen, zum sittlich Unmöglichen? Und hat Form nicht zweierlei Gesicht? Ist sie nicht sittlich und unsittlich zugleich, – sittlich als Ergebnis und Ausdruck der Zucht, unsittlich aber und selbst widersittlich, sofern sie von Natur eine moralische Gleichgültigkeit in sich schließt, ja wesentlich bestrebt ist, das Moralische unter ihr stolzes und unumschränktes Szepter zu beugen?" (S. 18)

Der Erzähler schiebt diese aufgeworfenen Fragen, ohne Antwort zu geben, mit einem „Wie dem auch sei!" (S. 18) beiseite, aber an späterer Stelle, nachdem Aschenbach seinen Weg durchschritten hat, kurz vor seinem Tode, kommt er zu der Erkenntnis, die wie ein antwortendes Echo zu der gerade zitierten Stelle klingt:

Form und Unbefangenheit

> „So sagen wir etwa der auflösenden Erkenntnis ab, denn die Erkenntnis [...] hat keine Würde und Strenge; sie ist wissend, verstehend, verzeihend, ohne Haltung und Form; sie hat Sympathie mit dem Abgrund, sie ist der Abgrund. Diese also verwerfen wir mit Entschlossenheit, und fortan gilt unser Trachten einzig der Schönheit, das will sagen der Einfachheit, Größe und neuen Strenge, der zweiten Unbefangenheit und der Form. Aber Form

> und Unbefangenheit [...] führen zum Rausch und zur Begierde, führen den Edlen vielleicht zu grauenhaftem Gefühlsfrevel, den seine eigene schöne Strenge als infam verwirft, führen zum Abgrund, zum Abgrund auch sie." (S. 84 f.)

Und wie Aschenbach diese Erkenntnis machen muss, macht sie auch Thomas Mann selbst mit der Niederschrift der Novelle. Zwar war er angetreten mit der Absicht, dass der Text, den er schreibe, ein neuklassisches Gepräge tragen solle. Aschenbach, der

Thomas Manns Distanz zu Aschenbach

> „nobilitierte Staatsschriftsteller, ist konzipiert als der Repräsentant einer Neuklassik, zu der sein Autor selbst innerlich unterwegs war. Auch hier bewahrheitete sich jedoch der Satz, dass im Akt der Selbsterkenntnis niemand der bleibt, der er ist. Mit anderen Worten: In der Auseinandersetzung mit dem Aschenbach in ihm gewann Thomas Mann die Distanz und innere Sicherheit, sich über den Typus des neuklassischen Staatsschriftstellers zu erheben. So schrieb er seinem fiktiven Doppelgänger eine Laufbahn vor, die nicht trotz, sondern wegen seines neuklassischen Ethos unausweichlich in den Abgrund führt. Die Gründe für diese Abkehr von der Neuklassik sind nur indirekt zu erschließen. Sei es, dass er ihren reaktionären Geist dunkel ahnte, sei es, dass er ihren moralischen und ästhetischen Rigorismus als falsch erkannte: Thomas Mann hatte offenbar die Überzeugung gewonnen, dass er diese Richtung nicht weiter verfolgen durfte."[5]

---

5 Vaget, Hans Rudolf: *Thomas Mann – Kommentar zu sämtlichen Erzählungen*. München 1984, S. 185 f.

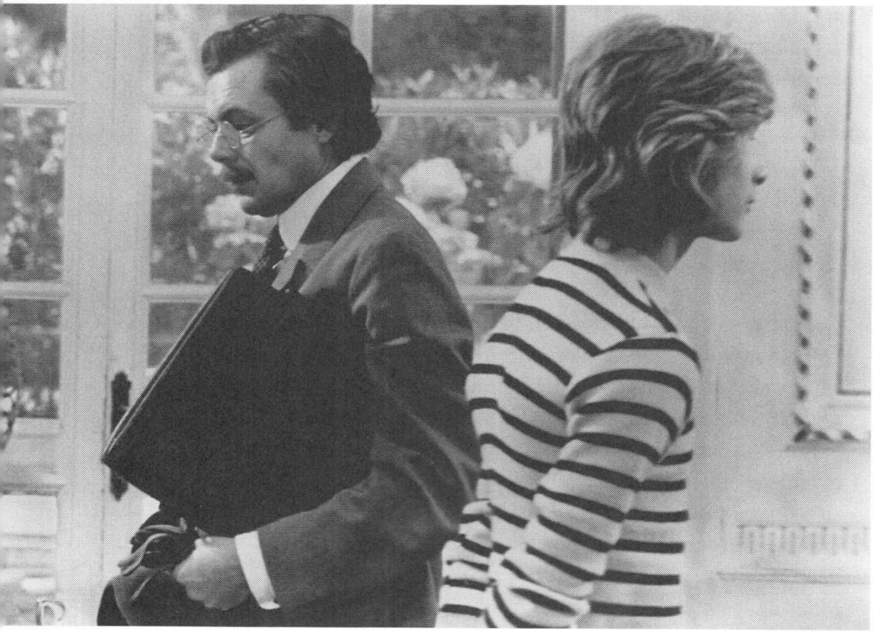

Dirk Bogard als Aschenbach und Björn Andresen als Tadzio in der Verfilmung der Novelle von Luchino Visconti © Cinetext

Apollo – Gott der Erkenntnis und der Klarheit

Das Dionysische und Apollinische in Aschenbach

Aber noch in einer anderen Hinsicht wird das Thema Kunst im *Tod in Venedig* verhandelt. Es ist vom fremden Gott, Dionysos, die Rede, und Tadzio erinnert, wenn von ihm aus der Sicht Aschenbachs erzählt wird, an Apollo. Mit diesem Gegensatzpaar, Dionysos und Apollo, verbinden sich aber seit Nietzsche das Apollinische und das Dionysische als zwei Kunstformen. Apollo, der Gott der Erkenntnis und der Klarheit, einerseits, Dionysos als Gott des Rausches und des Chaos andererseits. Nietzsche hatte diese Unterscheidung in seiner Schrift von der *Geburt der Tragödie* zunächst formuliert, und er hatte die Kunst aus dem elementareren dionysischen Prinzip als dem anfänglicheren und ursprünglicheren abgeleitet.

Dionysos – Gott des Rausches und des Chaos

Nietzsches wichtigste Unterscheidungskriterien zeigt das folgende Schema[6]:

APOLLINISCH	DIONYSISCH
Plastik	Musik
Gehen, Sprechen	Tanzen, Singen
Traum	Rausch
Form	Unform
Vertrauen auf das principium individuationis	Zerbrechen des principium individuationis
Raum und Zeit	Ewigkeit
Kausalität	heiliger Wahnsinn
Selbstgewissheit	Selbstvergessenheit
Nüchternheit	Verzückung
illusionäre Sicherheit	Grausen
das maßvolle und kontemplative Leben des Erkennenden	das glühende Leben dionysischer Schwärmer

Diese Definitionen lassen sich leicht auf Aschenbach anwenden. Der zu Würde und Ansehen gelangte Künstler, den das zweite Kapitel beschreibt, ist apollinisch:

Aschenbachs Wandlung v. apollinischen z. dionysischen Künstler

> „Er legt das Gewicht auf Form, Maß, Haltung, Würde, auf Klassizität und Regelhaftigkeit, auf Fleiß, auf Bürgerlichkeit und gesellschaftliche Anerkennung. Im Laufe der Erzählung wird er

---

6 Zit. nach: Kurzke, Hermann: *Thomas Mann. Epoche – Werk – Wirkung*, S. 124.

allmählich vom Dionysischen überwältigt: Er verliert ‚Person, Alltag, Gesellschaft, Realität', verliert seine Haltung, seine gesellschaftliche Contenance, er ist verzückt, betört, berauscht, heißt das Leben gut einschließlich Chaos und Cholera, fühlt sich im Tode schließlich vereint mit dem Ur-Einen, wohin Tadzios ‚ins Verheißungsvoll-Ungeheure' weisende Gebärde ihn führt."[7]

Die Todesboten

Leitfiguren

Neben die Figur des Künstlers und seines Mediums Tadzio treten die Leitfiguren. All diese Figuren sind Figuren, die Aschenbachs Weg in den Tod begleiten, ja ihn gleichsam in den Tod leiten. Da ist zunächst der Fremde am Münchener Nordfriedhof, der Wanderer, der als solcher in Aschenbach die Lust erweckt, selbst eine Reise anzutreten, die für Aschenbach den Zweck hat, ihm die nötige Erholung von seiner anstrengenden und angestrengten schriftstellerischen Arbeit zu gewähren, die aber dann die Reise in den Tod wird. Neben diese Gestalt treten im Laufe der Reise: der Schiffszahlmeister, der alte Geck auf dem Schiff, der Gondoliere und schließlich im letzten Kapitel noch der Buffo, aber auch – wenn auch nur in ganz abgemilderter Form – der Liftführer und der Friseur.

Reise in den Tod

All diese Gestalten erinnern daran, dass Aschenbachs Reise eine Reise in den Tod ist, denn all diese Gestalten tragen Züge des Todes und sind somit Todesgeleiter. Die Figuren unterscheiden sich zwar voneinander, aber durch bestimmte gemeinsame Merkmale verweisen sie doch alle aufeinander.

Gemeinsame Merkmale der Figuren

Sie zeichnen sich – will man vereinfachen – durch einen schmächtigen Körperbau, durch Rothaarigkeit, eine stumpfe Nase, durch ihre Fremdartigkeit, einen brutalen Gesichtsausdruck und ein

---

7 Ebd., S. 124 f.

'Totenkopfgebiss' aus. Auch ihre Kleidung ist aufeinander abgestimmt: Rucksack, Gurtanzug, Stock und Strohhut gehören dazu. Dadurch erinnern sie an Hermes, den griechischen Beschützer der Reisenden wie den Totengeleiter. Die zuweilen erwähnte, kurz aufgeworfene Nase ist das Merkmal der Silene oder Satyrn, die die Begleiter des Gottes Dionysos sind, der hier als der 'fremde Gott' auftritt, der aus Asien nach Griechenland kommt.

Züge des Todes

Die Figuren tragen Züge des Todes, wie er in neuzeitlichen Darstellungen als Gevatter Tod auftritt. Der Gondoliere, einer der Hadesführer, erinnert an den Fremden, mit dem er den formlosen Strohhut, die entblößten Zähne, die kurze Nase und die rötlichen Brauen teilt. Er erinnert aber auch mit seiner Barke an Charon, der Aschenbach in den Hades überführt. Er zwingt Aschenbach einen Weg auf, den dieser eigentlich gar nicht einschlagen will, aber der Sitz seiner schwarzen Barke, die an einen Sarg erinnert, ist der „weichste, üppigste, der erschlaffendste Sitz von der Welt" (S. 27), und so wird Aschenbachs Widerstand gebrochen. Er lässt sich von dem Schiff – wie er es selbst einmal während der Fahrt in Gedanken durchspielt – „ins Haus des Aides [Hades]" (S. 29) geleiten, nachdem er meint, eingesehen zu haben, dass es das „Klügste sei, den Dingen ihren Lauf zu lassen" (S. 29). Der Gondoliere korrespondiert noch in einer weiteren Hinsicht mit dem Fremden am Nordfriedhof, weil auch er wie dieser plötzlich auftaucht und genauso unbemerkt wieder untertaucht.

3.5 Sachliche und sprachliche Erläuterungen

Wir erörtern zunächst den Namen der Hauptperson der Novelle und gehen im Anschluss daran auf einzelne Stellen ein.

Gustav Aschenbach

Der Vorname ist eine Reminiszenz an den Komponisten Gustav Mahler (1860–1911), von dessen Tod am 18.5. Thomas Mann während seines Italienaufenthaltes erfuhr; s. den Brief vom 18.3.1921:

Gustav Mahler als Vorbild für Aschenbach

> „In die Konzeption meiner Erzählung spielte, Frühsommer 1911, die Nachricht vom Tode Gustav Mahlers hinein [...]. Auf der Insel Brioni, wo ich mich zur Zeit seines Abscheidens aufhielt, verfolgte ich in der Wiener Presse die in fürstlichem Stile gehaltenen Bulletins über seine letzten Stunden, und indem sich später diese Erschütterungen mit den Eindrücken und Ideen vermischten, aus denen die Novelle hervorging, gab ich meinem orgiastischer Auflösung verfallenen Helden nicht nur den Vornamen des großen Musikers, sondern verlieh ihm auch, bei der Beschreibung seines Äußeren, die Maske Mahlers."[8]

Bekanntschaft Th. Manns mit Mahler

Thomas Mann hatte die persönliche Bekanntschaft des Komponisten gemacht und war von ihm äußerst beeindruckt. Erika Mann berichtet, dass er nach der Begegnung mit Mahler „das erste Mal in seinem Leben das Gefühl gehabt habe, einem wirklich großen Manne begegnet zu sein."[9] Thomas Mann selbst äußerte sich nach der Uraufführung von Mahlers 8. Symphonie in München im September, der er beigewohnt hatte, brieflich gegenüber dem Kompo-

---

8 Zit. nach: Bahr, Ehrhard: *Thomas Mann. Der Tod in Venedig*, S. 6.
9 Ebd., S. 7.

nisten mit den überschwänglichen Worten, dass sich ihm in Mahler „der ernsteste und heiligste künstlerische Wille unserer Zeit verkörpert habe."[10] Wie in Mahlers Musik Züge der Zeit Gestalt gewinnen, sollte sich auch in Aschenbachs Kunst Zeittypisches zeigen, Aschenbach selbst wollte Thomas Mann die „leidenschaftlich strengen Züge der [ihm] vertrauten Künstlerfigur geben"[11].

Maler Andreas Achenbach

Der Nachname Aschenbach erinnert an den Thomas Mann ebenfalls bekannten Maler Andreas Achenbach (1815–1905), dessen Bilder, vornehmlich Landschaftsbilder, Mann in der Münchener Neuen Pinakothek sehen konnte. Durch die bewusste, minimale Veränderung des Namens Achenbach in Aschenbach verbindet sich mit dem Wort ‚Asche' sogleich das die Erzählung dominierende Todesmotiv. Die doppelte Namensangabe, bei der zweiten Nennung erweitert durch das Adelsprädikat, verweist gleich auf die problematische öffentliche Stellung und Reputation des Künstlers, seine äußere Würde, die innerhalb der Novelle sukzessive abgetragen wird.

Änderung des Nachnamens: Verstärkung des Todesmotivs „Asche"

Erstes Kapitel

S. 7	**seit seinem fünfzigsten Geburtstag**	Thomas Mann war bei der Abfassung der Erzählung sechsunddreißig Jahre alt
	eine so Gefahr drohende Miene	obwohl die genaue Jahreszahl bewusst ausgeklammert wird, wäre z. B. an die zweite Marokkokrise (1911) oder an eine der anderen, zu dieser Zeit zahlreichen Krisen zwischen den europäischen Großmächten zu denken, die schließlich zum Ersten Weltkrieg führten; die Krise Aschenbachs ist darum indirekt auch als eine Widerspiegelung der Zeitkrisen zu verste-

10 Ebd.
11 Ebd., S. 120.

	hen, in der in Europa alte Sicherheiten erudieren und sich eine dunkel verspürte Vorstimmung auf den Ersten Weltkrieg ausbreitet
Prinzregentenstraße zu München	eine der vornehmsten Straßen Münchens, zugleich ein indirekter Hinweis auf die von Aschenbach beanspruchte Vornehmheit, denn eine Wohnung in dieser Straße zu haben bedeutete auch, eine der ersten Adressen Münchens zu sein; Thomas Mann wohnte in München seit 1894, wo er zunächst in einer Feuerversicherungsgesellschaft als Volontär arbeitete
motus animi continuus	übers.: „beständige Bewegung des Geistes", ein von Thomas Mann fälschlicherweise Cicero (106–43 v. Chr., Roms bedeutendster Redner) zugeschriebenes Zitat, das er einem Brief von Gustave Flaubert an Louise Colet entnommen hatte, wie es Thomas Manns Notizbuch ausweist
Abnutzbarkeit seiner Kräfte	bereits hier deutet sich der Schwund der Kontrolle über sich selbst an, dem Aschenbach am Ende der Erzählung gänzlich erliegen soll; Thomas Mann teilt mit Aschenbach den mehr oder weniger starr geregelten Tages- und Arbeitsablauf
untertags	hier: während des Tages
falscher Hochsommer	um diesem ‚dumpfen' Wetter zu entfliehen, tritt Aschenbach u. a. seine Reise an; es gehört zur Ironie der Erzählung, dass er diesem Einfluss nicht entkommen kann, denn er reist einem für ihn noch weniger bekömmlichen Klima entgegen
Aumeister	ehemaliges königliches Forsthaus, das als Gaststätte diente
Equipagen	vornehme Pferdewagen
Föhring	Dorf bei München, heute eingemeindet
Tram	Straßenbahn

S. 8	**Ungererstraße**	eine vom Nördlichen Friedhof direkt nach Schwabing führende Straße; Thomas Mann wohnte dort seit 1902
	Kreuze, Gedächtnistafeln [...]	die Erwähnung des Friedhofsschmucks, der Aussegnungshalle und vorab die Erwähnung des Friedhofes überhaupt sind Vorausdeutungen auf das die Erzählung beherrschende Todesmotiv
	das byzantinische Bauwerk der Aussegnungshalle	die Friedhofshalle des Nördlichen Friedhofs wurde im byzantinischen Baustil mit Mosaiken errichtet
	griechische Kreuze	das griechische Kreuz hat einen gleich langen Quer- und Längsbalken
	hieratische Schildereien	zunächst priesterliche, hier eher religiöse Darstellungen
	Goldlettern	Goldbuchstaben
	„Sie gehen [...] leuchte ihnen"	Zitate aus der katholischen Liturgie der Totenmesse
	Portikus	Säulenvorbau
	apokalyptische Tiere	nach der Offenbarung des Johannes IV, 6 ff. sah der Evangelist vier Tiere um den Thron Gottes versammelt; denkbar ist aber auch eine Anspielung auf eine andere Stelle der Offenbarung (13,1–18), wo von einem aus dem Meere und einem aus der Erde emporsteigenden Tier die Rede ist, die beide Symbole des Antichristen sind
	ein Mann	mit der Erwähnung des Fremden beginnt die Reihe jener Figuren, die alle mit dem Tod in Zusammenhang gebracht werden können
	rothaariger Typ	bei Thomas Mann häufiger ein Hinweis auf das Unheimliche einer Gestalt
	bajuwarischen Schlags	bayrischen Schlags

	breit und gerade gerandeter Basthut	Hinweis auf die dem Gott Hermes zugehörige Kopfbedeckung
S. 9	**Stock**	auch der Stock gehört zu den üblichen Ausstattungsstücken des Hermes, der als Hermes psychopompos die Seelen in die Unterwelt geleitet; zur üblichen Ikonografie der Hermes-Figur gehören außerdem noch der Beutel (hier: Rucksack) und der Chiton, ein kurzes, enges, um die Hüften gegürtetes Gewand
	bei gekreuzten Füßen	eine für Hermes-Darstellungen typische Fußhaltung, zugleich aber auch Hinweis auf den Tod
	bis zum Zahnfleisch bloßgelegt	insofern erinnert die Gestalt des Fremden auch an einen Totenschädel; sein Stab und das ihm anhaftende Fremdländische und Wilde zeichnen aber auch Züge des Gottes Dionysos in die Gestalt des Fremden ein
	inquisitive Musterung	forschende Musterung
	wandererhaft	Hermes galt u. a. als der Gott der Reisenden
S. 10	**eine Landschaft**	Vorwegnahme der Erwähnung des Ganges-Deltas in Indien als dem Ursprungsort der Cholera; Indien ist außerdem das Herkunftsland des Gottes Dionysos, Tiger ziehen seinen Wagen
	Gesicht	hier: Vision
	hygienische Maßregel	eine Maßregel, die der Gesundheit förderlich sein soll
S. 11	**Lassheit**	Nachlässigkeit
S. 12	**Siesta**	Ruhepause
	Plattform	offener Teil zwischen zwei Wagen der Straßenbahn (Tram)

Zweites Kapitel

S. 13	**Der Autor [...] zu stellen**	die hier erwähnten Werke Aschenbachs lassen sich als Werkprojekte Thomas Manns nachweisen; das Prosa-Epos vom Leben Friedrichs von Preußen entspricht einem Plan Thomas Manns, einen Roman über Friedrich den Großen zu schreiben; Themen, Episoden und Figuren zum eigenen Maja-Projekt integriert Mann später in seinen *Doktor Faustus*; Mann plante überdies eine Novelle unter dem Titel *Ein Elender*; was den Essay über *Geist und Kunst* betrifft, so sind die dafür entwickelten Gedanken in mehrere Arbeiten Thomas Manns eingeflossen, so u. a. in den *Tod in Venedig* selbst, in die *Betrachtungen eines Unpolitischen*, in den Aufsatz *Goethe und Tolstoi*, schließlich auch in entsprechenden Reflexionen, wie sie in die Settembrini-Naphta-Unterhaltungen des *Zauberbergs* eingelagert sind; mit *Schillers Raisonnement* dürfte Schillers Abhandlung *Über naive und sentimentalische Dichtung* gemeint sein
	zu L.	nach den Arbeitsnotizen dürfte Thomas Mann an Liegnitz in Niederschlesien gedacht haben; zugleich denkt der Leser aber auch an Thomas Manns eigene Geburtsstadt Lübeck
	Mutter des Dichters	entsprechende familiäre Konstellationen finden sich auch in den *Buddenbrooks* und in *Tonio Kröger*
	sein ganzes Wesen auf Ruhm gestellt	damit wird das die Novelle durchziehende Thema der Künstlerwürde und des Auftretens des Künstlers in der Öffentlichkeit erstmals angesprochen
S. 14	**Glauben des breiten Publikums**	zu denken ist auch an den immensen Erfolg der *Buddenbrooks*
	in Wien erkrankt	Wien war um die Jahrhundertwende die Stadt der Décadence

	fest zur Faust	erste Erwähnung des Faust-Motivs, das sich leitmotivisch durch die ganze Novelle zieht; im Vergleich zur geöffneten Hand ist die feste Faust Zeichen des Willens zur Größe
	nicht eigentlich geboren war	auch von Tonio Kröger hatte es geheißen, er sei zum Wissen berufen, nicht aber geboren; so erklärt er sich seinen ‚Erkenntnisekel'
	in dem das Können es selten zu Jahren bringt	hier wäre an Hanno Buddenbrook zu denken
	sein Lieblingswort war ‚Durchhalten'	ein auf Friedrich den Großen rückführbares Wort, von dessen militärisch-diszipliniertem Geist etwas auf Aschenbach übergegangen ist
	auf allen Stufen des Menschlichen charakteristisch fruchtbar zu sein	d. h. ein Leben nach dem Modell ‚Goethe' einzurichten
S. 15	**mit Stürzen kalten Wassers**	auch dies eine Reminiszenz an Friedrich den Großen
	zur Größe emporgeschichtet	es lässt sich dabei an Thomas Manns eigene Arbeitsweise denken
	seine Heimatprovinz erobert	Anspielung auf die Schlesischen Kriege Friedrichs
	beinahe alles Große [...] dastehe	Thomas Mann zitiert sich hier selbst; in seinem Aufsatz *Über den Alkohol* hatte er geschrieben: „Denn wie beinahe alles Große, was dasteht, als ein Trotzdem dasteht [...]"
S. 16	**ein kluger Zergliederer**	gemeint ist der Kritiker Samuel Lublinski, der mit diesen Worten Thomas Buddenbrook charakterisierte
	Sebastian-Gestalt	Sebastian ist ein christlicher Märtyrer, der von Bogenschützen hingerichtet wird, so dass er in

		der Kunst immer mit ihn durchbohrenden Pfeilen dargestellt wird; Thomas Mann nannte in seiner Stockholmer Nobelpreisrede den heiligen Sebastian seine Lieblingsfigur
	die elegante Selbstbeherrschung	im Folgenden werden Figuren aus Thomas Manns Werk Aschenbach zugeschrieben; es handelt sich dabei um: Thomas Buddenbrook, Lorenzo de Medici und Savonarola (*Fiorenza*), Prinz Klaus Heinrich aus dem Roman *Königliche Hoheit* und schließlich Felix Krull
	Heroismus	Heldenmut
S. 17	**er hatte die Würde gewonnen**	hier im Sinne von: er hatte eine neue Klassizität in seinem Stil gewonnen
S. 18	**Psychologismus der Zeit**	gemeint ist ein Denken, nach dem alles Handeln auf eine psychologische Erklärungsebene zurückgeführt werden kann, so dass moralische Beurteilungen unmöglich werden
	Velleität	unwirksame Willensregung
	alles verstehen alles verzeihen heiße	nach Madame de Staëls *Corinne* (Tout comprendre c'est tout pardonner.)
	Wunder der wiedergeborenen Unbefangenheit	Selbstzitat Thomas Manns aus seinem *Fiorenza*
	libertinisch	zügellos
S. 19	**subtil**	scharfsinnig, feinsinnig
	Ludwig XIV.	König von Frankreich (1643–1715)
	ein deutscher Fürst	vielleicht ist an das Drei-Kaiser-Jahr 1888 zu denken, in dem Kaiser Friedrich III. für 90 Tage, dann sein Nachfolger Wilhelm II. den Thron bestieg
	die Ehe	Thomas Mann heiratete 1905 die Tochter aus einer gelehrten Familie, Katja Pringsheim

	sein Kopf [...]	die folgende Schilderung hält sich an das äußere Erscheinungsbild Gustav Mahlers, wobei sich Thomas Mann an einem ausgeschnittenen Zeitungsbild orientierte
S. 20	**physiognomische Durchbildung**	Gestaltung der Gesichtszüge
	Repliken	Erwiderungen
	Voltaire	François-Marie Arouet (1694–1778), französischer Schriftsteller, Historiker und Philosoph, der sich einige Jahre am Hofe Friedrich II. von Preußen auf dessen Einladung hin aufhielt
	Siebenjähriger Krieges	1756–1763

Drittes Kapitel

S. 20	**Triest**	Stadt am Nordostende des Adriatischen Meeres. Triest wurde erst 1919 Italien zugesprochen; bis dahin gehörte es zu Österreich
	Pola	ebenfalls damals zu Österreich gehörige Hafenstadt, an der Westküste der Halbinsel Istrien gelegen; heute Pula
	Insel der Adria	wahrscheinlich die Insel Brioni, auf der Thomas Mann Urlaub machte, bis er ihn in Venedig fortsetzte
S. 21	**Kriegshafen**	Pola, heute Pula
	Venedig	einige Zeilen zuvor wurde Venedig als die Stadt des ‚Unvergleichlichen' und ‚märchenhaft Abweichenden' charakterisiert
	ziegenbärtiger Mann	der Reigen der ‚Todesfiguren' findet hier seine Fortsetzung
	Krähenfüße	hier: krakelige Schrift
S. 22	**Croupiergewandtheit**	Geschicklichkeit eines Bankhalters in einem Casino

	Portefeuilles	hier: Aktentaschen
	Panama	ein breitrandiger, geflochtener Hut
	dass der Jüngling falsch war	auch diese Figur gehört zu den Todesboten, zugleich ist sie eine Präfiguration Aschenbachs, der sich selbst eines Tages ‚verjüngen' lässt; die rote Krawatte wird später auch Aschenbach tragen, eine rote Schleife ziert Tadzio
	Karmesin	roter Farbstoff
S. 22 f.	**Strohhut […] Gebiss**	durch die Nennung dieser Details erinnert der Mann an den Fremden am Nördlichen Friedhof in München
S. 23	**Bugspriet**	Vorderteil eines Schiffes
S. 24	**Kollation**	leichte Zwischenmahlzeit
	pokulierten	zechten
	des schwermütig-enthusiastischen Dichters	gemeint ist August Graf von Platen (1796–1835), der Venedig-Sonette geschrieben hat, die Aschenbach wohl in dem ‚Buch in seinem Schoße' liest
	Bäderinsel	der Lido bei Venedig
	Port	Hafen, hier der Porto di Lido an der Nordspitze des Lido
S. 25	**Lagune**	die Laguna Venete, der Strandsee, der durch eine Kette von Strandinseln vom Adriatischen Meer getrennt ist
	Asti	italienischer Schaumwein
	Bersaglieri	italienische Infanterietruppen (Scharfschützen)
	Kanal von San Marco	einer der Hauptkanäle von Venedig
	Palast	Dogenpalast

	Seufzerbrücke	die ‚Ponte dei Sospiri', eines der bekanntesten Baudenkmäler in Venedig, eine Brücke, die den Dogenpalast mit dem Gefängnis verbindet und über die Gefangene ihren letzten Weg antraten
	die Säulen mit Löw' und Heiligem	zwei Säulen, die den Löwen des Evangelisten Markus oder den Schutzpatron Venedigs, den heiligen Theodorus, tragen
	Märchen-tempels	San Marco, die Markuskirche
S. 26	**Fallreepstreppe**	die an der Bordwand herablassbare Treppe eines Schiffes
	Abschieds-honneurs	zum Abschied gemachte Ehrenbezeigungen
	Au revoir [...] bon jour	auf Wiedersehen, entschuldigen Sie, guten Tag
S. 27	**balladesk**	balladenhaft
	Särge	wieder eine der Vorausdeutungen auf den Tod; alle Gondeln sind in Venedig in schwarzer Farbe gehalten, was auf eine Anordnung gegen den Luxus aus dem 15. Jahrhundert zurückführbar ist
	der erschlaf-fendste Sitz	erneut das Motiv der Erschlaffung
	am Schnabel	am Bug der Gondel
	Scirocco	trockener, warmer Wind im Mittelmeerraum
	hellebardenartig	wie die mittelalterliche Hieb- und Stoßwaffe
S. 28	**es war ein Mann**	auch der Gondoliere gehört zu den Todesgestalten; er erinnert vor allem an den Fährmann Charon, der die Seelen über den Styx in die Unterwelt übersetzte
	Vaporetto	Stadtdampfer
S. 29	**sie werden bezahlen**	auch die toten Seelen mussten Charon ihren Tribut zahlen, indem sie ihm eine Münze zahlten, die ihnen unter die Zunge gelegt worden war

	Haus des Aides	Haus des Hades; ‚Aides' ist die altertümliche Form für ‚Hades'
S. 30	**Munizipalbeamte**	städtische Beamte
	Enterhaken	Haken, mit dessen Hilfe ein Schiff an Land gezogen wird
	Konzession	behördliche Erlaubnis
	Basare	orientalische Märkte bzw. Geschäfte
S. 31	**Toilette**	anziehen
S. 32	**Bonnen**	Kindermädchen
	Fallkrägen	große, lappige Krägen
S. 33	**Dornauszieher**	antike Statue, die einen Knaben vorstellt, der sich in sitzender Haltung, eins seiner Beine angewinkelt, einen Dorn aus dem Fuß zieht
	Matrosenkostüm	eine um die Jahrhundertwende beliebte Kleidung für Kinder, zunächst als Zustimmung zu Tirpitz' Flottenaufrüstungsplan gemeint
	korpulent	beleibt
S. 36	**Phäake**	die Phäaken werden von Homer als glückliche Inselbewohner in der *Odyssee* geschildert
	Oft [...] Ruhe	Vers aus der *Odyssee*, 8. Buch, V. 249.
	Eros	der Gott des Liebesverlangens, vorgestellt meist als schöner, unbekleideter Jüngling
S. 37	**parischer Marmor**	Marmor von der griechischen Insel Paros
	Strohhut	wie die anderen Figuren, die als Todesboten fungieren, trägt auch der Bademeister einen Strohhut, so dass auch er in die entsprechende Figurenreihe einzureihen ist
	Capannen	Strandhütten, Badehütten
S. 38	**Unwetter zorniger Verachtung**	wohl aus einem polnischen Nationalstolz gegen die Russen heraus, die Polen zu ihrer Provinz gemacht hatten

S. 39	**Folie**	Hintergrund
S. 40	**Masche**	Schleife
	Idiome	hier: Dialekt
	Jaschu	wie Tadzio hatte auch dieser Jaschu sein historisches Vorbild, einen gewissen Janek Fudakowski
	Vasall	Abhängiger
	Dir aber rat ich, Kritobulos	Zitat aus Xenophons *Memorabilien des Sokrates*, Buch 1, Kap. 3.; danach hatte Kritobulos den Sohn des Alkibiades geküsst, woraufhin ihm Sokrates rät, für einige Zeit sich durch Reisen zu entfernen, um die Wunde des Kusses zu heilen; indirekt gilt auch dieser Rat für Aschenbach, der eigentlich die Flucht ergreifen sollte
	vollreife Erdbeeren	mit den ‚Erdbeeren' wird sowohl das Motiv der roten Farbe als Eros-Motiv wieder aufgenommen als auch auf die späteren, überreifen Erdbeeren, durch die sich Aschenbach wohl infiziert, vorausgewiesen
	Tadzio	sein inzwischen bezweifeltes historisches Vorbild ist Wladyslaw Baron Moes, der zur Zeit des Lido-Aufenthaltes von Thomas Mann 14 Jahre alt war
S. 41	**im Geiste das Schöne zeugt […] die Schönheit hat**	Zitat aus Platons *Gastmahl* (208 A/B) und aus dem *Phaidros* (251 E)
S. 42	**Nobilitierung**	die Erhebung in den Adelsstand
	Tadzios Zähne	durch die Erwähnung der schlechten Zähne wird auch Tadzio in die Reihe der Todesboten eingereiht
S. 43	**auf stillem Platz**	jener Platz, an den Aschenbach am Ende der Novelle zurückkehren wird
S. 44	**bizarr**	hier: ungewöhnlich

	gesunkene Königin	Anspielung auf die einstige Macht Venedigs als Handels- und Militärstadt
S. 45	**Piazetta**	die Piazetta verbindet die Lagune bzw. den Kanal von San Marco mit dem Markusplatz
	Rialto	größte Brücke über den Canale Grande
S. 47	**Como**	Provinzhauptstadt am Comer See
	Bagage	Gepäck
	Suade	Redeschwall
	lavierend	hin- und herkreuzend und dabei Schwierigkeiten meisternd
S. 48	**automobiler Omnibus**	Pferdewagen
	pas de chance	kein Glück

Viertes Kapitel

S. 49	**Nun lenkte Tag für Tag […]**	hier beginnt das antikisierende Kapitel, zum größten Teil in rhythmischer Prosa mit auffälliger Hexameterbildung gestaltet; mythische Vorstellungen finden Eingang in die Erzählung wie vermehrte Aufnahme klassischen Bildungsgutes
	der Gott	gemeint ist Helios, der Sonnengott
	Ponto	Meer
	balsamisch	wie Duftharz
S. 50	**elysisches Land**	paradiesisches Land, also ins Land der Glückseligen
	Okeanos	ein Titan, von den Griechen als Weltstrom verehrt
S. 51	**frohes Erschrecken**	nach Platons *Phaidros* (250 A) ist die Wirkung des Schönen das Erschrecken
S. 52	**Pose**	Körperstellung

S. 53	**Stand nicht geschrieben […]**	Anspielung auf Plutarchs *Erotikos* (765 A)
	der Enthusias-mierte	der von Begeisterung Bewegte
S. 54	**ein reizendes Bild**	das Folgende lehnt sich an Platons *Phaidros* (230 B) an
	Keuschbaum-blüte	der Keuschbaum ist ein der Weide ähnlicher Strauch
	Acheloos	griechischer Flussgott
	lagerten zwei	nämlich Sokrates und Phaidros
	Semele	die sterbliche Geliebte des Zeus, die durch den unmittelbaren Anblick des Gottes verbrannt wurde
S. 55	**zwar liebt […] Müßiggang**	eine Zeile des Dramas *Danae* von Euripides, die in Plutarchs *Erotikos* wiedergegeben wird
	troische Hirten	Ganymed, der um seiner Schönheit willen von Zeus in der Gestalt eines Adlers auf den Olymp getragen wird, um dort der Mundschenk der Götter zu sein
	seine kleine Abhandlung	s. Thomas Manns Abhandlung *Über die Kunst Richard Wagners*, die er in Venedig 1911 schrieb
S. 57	**bestürzt wie ein Hahn**	Zitat aus Plutarchs *Erotikos* (762 F)
S. 58	**Eos**	die Göttin der Morgenröte
	Kleitos, Kepha-los, Orion	Jünglinge aus der griechischen Mythologie, die alle von Eos geraubt oder verführt werden
	des Bruders heilige Renner	die Pferde des Sonnengottes Helios, die vor den Sonnenwagen gespannt sind
	Rosse Poseidons	Gott des Meeres; Rosse = Pferde
	dem Bläulich-gelockten	Homer benennt mit diesem Beiwort Poseidon

S. 58 f.	**panisches Lebens**	ein von dem Gott Pan beherrschtes Leben
S. 59	**Hyakinthos**	Jüngling von außerordentlicher Schönheit
	Zephyr	der Westwind, der in Hyakinthos verliebt ist
	Nebenbuhler	auch Apollo liebt den schönen Jüngling Hyakinthos; er lässt ihn durch einen von dem eifersüchtigen Zephyros gelenkten Diskuswurf töten
	Kithara	griechisches Zupfinstrument (Zither)
S. 61	**Narziss**	ein in sein Spiegelbild verliebter Jüngling der griechischen Sage

Fünftes Kapitel

S. 61	**Frequenz**	hier: Besucherzahl
	Coiffeur	Friseur
S. 62	**Übel**	einer der ersten Hinweise auf die in Venedig grassierende Cholera
	Manie	Wahnsinn, hier wohl eher: Besessenheit
	Abgott	gemeint ist Tadzio
	Arom	verkürzte Form für ‚Aroma', Geruch
	offizineller Geruch	Geruch wie von einem Arzneimittel
	gastrisches System	Magentrakt
	Amethystgeschmeide	Schmuckstücke aus Halbedelsteinen von violetter Farbe
	fataler Geruch	hier: widerwärtigen Geruch
S. 64	**Pracht des morgenländischen Tempels**	Hinweis auf die orientalisch-byzantinischen Stilzüge von San Marco

	Merceria	Hauptgeschäftsstraße Venedigs, die vom Markusplatz zum Rialto führt
	Garküchen	Speisewirtschaften
	des Dämons	s. Thomas Manns Notiz: „Der Dämon, der den Edelstrebenden in Irrtum und Vergehen treibt, ist die Gottheit selbst."
S. 67	**bei den tapfersten Völkern [...] gestanden**	s. Plutarch *Erotikos*, 761 A
	nicht zur Schande	s. Platons *Gastmahl*, 182 E
	welsche Behörde	italienische Behörde
S. 68	**quinkelierende Geige**	trillernde Geige.
	falsettierender Tenor	durch den Brustton verstärkter Tenor
	Bariton-Buffo	Bariton-Sänger, wie er für die komische Oper als feste Rolle gedacht war
S. 69	**Balustrade**	Geländer
	Granatapfelsaft	der Granatapfel ist in der griechischen Mythologie ein Todessymbol
	Gürtelanzug	es handelt sich wieder um eine Anspielung auf Hermes, zu dessen typischer Kleidung der Chiton, der Gurtanzug, gehört; zum Todes-Hinweis gehören die gekreuzten Füße Tadzios
S. 70	**Bravour**	Kühnheit
S. 71	**Sänger**	nach der vorausgegangenen Schilderung gehört er zu den Todes-Figuren wie der Wanderer am Nordfriedhof, der Gondoliere usw.
	Karbolgeruch	Geruch eines Desinfektionsmittels
	Couplet	Kehrreimlied, dann auch kleines, witziges, häufig zweideutiges Bühnenlied

	entblößte seine starken Zähne	deutlicher Hinweis auf den Totenschädel
	Filz	Filzhut
S. 74	**Sanduhr**	deutlicher Hinweis auf Aschenbachs nahenden Tod
	Clerk	Angestellter
	mit dem mephitischen Odem	mit üblem Geruch
S. 75	**Tiger**	von ihm war schon im ersten Kapitel die Rede
	Astrachan	Stadt an der Mündung der Wolga ins Kaspische Meer
	Toulon und Malaga	in Frankreich und Spanien
	Kalabrien und Apulien	südliche und südöstliche Provinzen von Italien
	Vibrionen	Cholera verursachende Bakterien
	Tenazität	Hartnäckigkeit
S. 76	**Ospedale civico**	städtisches Krankenhaus
S. 78	**der fremde Gott**	Dionysos, der Gott aus dem fremden Indien
S. 79	**das obszöne Symbol**	ein Phallus
S. 81	**Indifferenz**	Unachtsamkeit, Gleichgültigkeit
S. 82	**Karmin**	rot
	Windgeister	sogenannte Harpyen
S. 83	**Erdbeeren, überreife**	durch die Erdbeeren infiziert sich Aschenbach
	Zisterne	ummauerter Behälter zum Speichern von Regenwasser
S. 84	**Denn die Schönheit [...]**	was folgt, sind im Wesentlichen an Platons *Phaidros* angelehnte Gedanken über das Schöne (s. 250 D)

S. 85	**photographischer Apparat**	ein Fotoapparat auf einem Stativ
S. 86	**pomadisiertem Haar**	mit Haargel eingeriebenem Haar
S. 87	**bleiche und liebliche Psychagog**	Hermes galt als der Seelenführer in die Unterwelt

3.6 Stil und Sprache

ZUSAMMENFASSUNG

Prägend für den Stil ist vor allem die Ironie. Der ironische Unterton ist im Wesentlichen dadurch bestimmt, dass die Erzählweise immer zwischen figurengebundener, personaler Erzählperspektive und allwissender Erzählhaltung wechselt.

Man könnte Thomas Mann vorhalten, im Gewande einer klassizistischen Novelle am Klassizismus Kritik geübt zu haben. Ein solcher Vorwurf deutet aber darauf hin, dass entscheidende Textmerkmale übersehen worden sind, die anzeigen, dass ein solcher Selbstwiderspruch die Novelle nicht trifft.

„Absichtliche Ironie"

Thomas Mann wies selbst in seinem Vortrag vor den Studenten der Princeton University darauf hin, dass der Konzeption seiner Novelle eine „absichtliche Ironie" zugrunde gelegen habe, so dass „in der Prosa jene Würden- und Meisterhaltung zur Schau" getragen werde, die darin

Höhepunkt der Künstlerkritik in *Der Tod in Venedig*

> „als Lüge und Narrentum gebrandmarkt wird. Die melancholisch-skeptische Kritik am Künstlertum überhaupt, unter dem moralischen und menschlichen Gesichtspunkt [...] wird im *Tod in Venedig* auf einen Höhepunkt getrieben; und zugleich werden die pädagogischen Ansprüche gegeißelt, die sich etwa ins Künstler-Selbstgefühl einschleichen sollten: Ansprüche, Neigungen, Ideen, die doch in meinem eigenen Leben, seitdem es aus seiner jugendlichen Einsamkeits- und Bohème-Epoche herausgetreten war, eine Rolle zu spielen begonnen hatten."[12]

---

12 Zit. nach: Gehrke, Hans; Thunich, Martin: *Thomas Mann. Tonio Kröger / Der Tod in Venedig*. Interpretation und unterrichtspraktische Vorschläge. Hollfeld, 1985, S. 56.

Mehrdeutige Verwendung der Mythologie

Zu dieser erzählerischen Ironie gehört auch die mehrdeutige Verwendung der Mythologie. Sie verleiht dem Geschehen zwar Allgemeingültigkeit, zugleich wird aber immer klar, dass dieses Bildungsgriechentum immer für Aschenbach Hilfsmittel und geistige Zuflucht ist. Aschenbach schöpft aus einem reichen Schatz klassisch-humanistischer Bildung die ideelle Grundlage für das Verschleiern des wahren Charakters seiner homoerotischen Gefühlsbindung an den schönen Knaben Tadzio.[13]

Verkehrung des Realen zum Symbolhaften

Zur Erzählhaltung gehört auch, dass eine der Stileigentümlichkeiten der Novelle ist, dass stets „alles Stofflich-Gegebene ins Künstlerisch-Sinnbestimmte“[14] verwandelt wird. So sind die Personen, denen Aschenbach auf seiner Hadesfahrt begegnet und die ihn auf diesem Wege begleiten und sogar leiten, ganz real zu denkende Personen, die aber gleichzeitig Symbolträger sind und eine Fülle von Assoziationen freisetzen und untereinander ein Aschenbach nicht bewusstes, vom Erzähler für den aufmerksamen Leser so arrangiertes, durchscheinendes Beziehungsnetz knüpfen.

Wechsel der Erzählperspektive

Was aber die Erzählhaltung und ihren ironischen Unterton im Wesentlichen bestimmt, ist, dass die Erzählperspektive immer wieder wechselt und die figurengebundene, personale Erzählperspektive von einer allwissenden Erzählhaltung und erneut durch figuralgebundenes Erzählen abgelöst wird. Dieses stete Changieren macht den Erzählduktus aus, lässt den Leser oft klüger sein als Aschenbach, rückt Aschenbach so auf ironische Distanz.

Typische Doppeldeutigkeit

„Die Gegensätzlichkeit von Freiheit des Erzählers und Anheimgegebenheit des Helden, die doch beide geheim als gegenseitige

---

13 Ebd., S. 65.
14 Martini, Fritz: *Das Wagnis der Sprache*. Interpretationen deutscher Prosa von Nietzsche bis Benn. Stuttgart 1954, S. 181.

> Spiegelung identisch sind, schafft die für Mann typische Doppeldeutigkeit, die zugleich das Wissen um die dauernde Bedrohung des Lebens wie eine Form der Selbstbewahrung gegen das Abgründige einschließt und so, auch in ihren ironischen Spielen, der Ausdruck eines so sorgsam wie sittlich-ernsthaft umrungenen Gleichgewichts ist."[15]

Schließlich ist diese erzählerische Ironie auch Thomas Manns eigener Schutz gegenüber dem gefährlichen Untergrund der bürgerlichen Gesellschaft. Die ironische Absetzung ist die notwendige Distanz zu dem bedrohlichen Reich des Dionysos. Die Haltung, wie sie Aschenbach an den Tag legt, ist, das erweist die Novelle, kein Schutz gegen das Chaos, das Preußentum mit seinen Tugenden versagt, denn wenn auch nur für einen kurzen Moment die Haltung verloren wird, misslingt die Selbstbewahrung gegen das Abgründige, vielmehr will das ungefestigte Subjekt gar nicht mehr die Ernüchterung, sondern gibt sich dem Rausch hin (s. S. 56). Kunst und Tugend sind keine Sicherungen mehr gegen das Abgründige, wenn einmal die Vorteile des Chaos erkannt sind (s. S. 78). Aschenbach hat die Ironie aus seinem Werk verbannt, Thomas Mann hat sie seiner Novelle eingeschrieben, dadurch entgeht er der Gefahr der Selbst-Auflösung und vermag die Literatur zu einem Mittel gesellschaftlicher Analyse zu entwickeln.

Ironie als Schutzschild und notwendige Distanz

> „Er leiht sich eine der Aschenbach-Masken, um sich mit dem, was er für die charakteristische Tendenz der Epoche hält, zu identifizieren, nämlich mit dem ‚Sehnen, Suchen und Trachten der Zeit, das schlechterdings nicht auf Freiheit gerichtet, sondern die Begierde nach einem inneren Tyrannen, nach absoluten

Th. Mann leiht sich „eine der Aschenbach-Masken"

15 Ebd., S. 201.

Werttafeln, nach Gebundenheit, nach dem moralischen Wieder-fest-Werden ist – es ist ein Trachten nach Kultur, nach Würde, nach Haltung, nach Form.' Er habe ‚davon gewusst [...] früher als mancher andere', und er habe es darzustellen versucht, ‚nicht als Prophet, nicht als Propagandist, sondern novellistisch, das heißt: experimentell und ohne letzte Verbindlichkeit'."[16]

16 Zit. nach: Vaget, Hans Rudolf: *Thomas Mann – Kommentar zu sämtlichen Erzählungen*, S. 182.

3.7 Interpretationsansätze

ZUSAMMEN-FASSUNG

Bei der Betrachtung von Thomas Manns Äußerungen zu seiner Novelle stechen folgende Aspekte heraus:

→ Als Tragödie angelegt, behandelt die Novelle das Problem der Künstlerwürde im parodistischen Stil und verwehrt sich so gegen eine Gleichsetzung der Figur Aschenbach mit dem Schriftsteller Mann.

→ *Der Tod in Venedig* ist die Auseinandersetzung mit der Dekadenz als zeitgenössischem Phänomen und als Vorbote des Faschismus.

Die sich anschließende Interpretation der einzelnen Kapitel legt den Schwerpunkt vor allem auf die mythologischen Anspielungen in der Novelle.

Thomas Manns Äußerungen zu seiner Novelle

Wie zu vielen anderen seiner literarischen Erzeugnisse äußert sich Thomas Mann auch zu seiner Erzählung *Der Tod in Venedig* mehrfach, und diese Äußerungen, vornehmlich Stellungnahmen zu Kritiken seines Werkes, sind für eine Interpretation der Novelle wichtige, unentbehrliche Fingerzeige. An Hedwig Fischer, die Frau seines Verlegers der Novelle, schrieb er am 14. Oktober 1912:

„Eine richtige Tragödie"

> „Es geht nicht gut aus, die Würde des ‚Helden und Dichters' wird gründlich zerrüttet. Es ist eine richtige Tragödie. [...] Und jenen ‚Abstieg ins Flachland des Optimismus', der [Thomas Mann angesichts seiner *Königlichen Hoheit*] so sehr zum Vorwurf gemacht wurde, wird man hier streng vermieden finden."[17]

17 Zit. nach: Bahr, Ehrhard: *Thomas Mann. Der Tod in Venedig*, S. 124.

In einem anderen Brief an den österreichischen Philologen und Kunsthistoriker Paul Amann präzisiert Thomas Mann, was er unter dem Tragischen verstanden wissen will:

„Tragödie des Meistertums"

> „Was mir vorschwebte, war das Problem der Künstlerwürde, etwas wie die Tragödie des Meistertums, und hervorgegangen ist die Novelle aus dem ursprünglichen Plan, Goethes letzte Liebe zu erzählen."[18]

Th. Mann ist nicht Aschenbach

Schon in diesem Brief setzt er sich der Vermutung entgegen, er sei Aschenbach und die Novelle sei Bekenntnisliteratur:

> „Wenn ich vom Künstler handle oder gar vom Meister, so meine ich nicht mich, so behaupte ich nicht, ein Meister oder auch nur ein Künstler zu sein, sondern nur, dass ich von Künstler- und Meistertum einiges weiß."[19]

Parodistischer Stil wahrt Distanz zw. Autor und Figur

Entsprechend legt Thomas Mann in einem Brief an Josef Ponten wert darauf, dass der Stil, in dem er die Erzählung gehalten habe, „parodistisch"[20], also auf jeden Fall zwischen ihm und Aschenbach eine nicht zu übersehende Distanz gesetzt sei. Wie er sich gegen die Vermutung, er sei Aschenbach bzw. Aschenbach trage seine Charakterzüge, zur Wehr setzen muss, sieht er sich auch gezwungen, sich gegen den Vorwurf der Amoralität verteidigen zu müssen, den manche Rezensenten gegenüber der Novelle erhoben.

---

18 Ebd., S. 125.
19 Ebd.
20 Ebd., S. 126.

Gegenüber Ida Boy-Ed äußert er sich so:

> „Die Kunst ist suspekt – und das ist ja die Lehre meiner Geschichte. […] Wenn die Schönheit selten mit Moralität Hand in Hand geht, – dieses Werk ist nicht unmoralisch."[21]

„Die Kunst ist suspekt"

In seiner oben schon erwähnten autobiografischen Abhandlung *On Myself* beschreibt Thomas Mann in der Rückschau auf sein literarisches Schaffen, dass dem *Tod in Venedig* eine besondere Stellung zukomme. Er bildet einen Scheitel- bzw. Wendepunkt:

> „*Der Tod in Venedig* also nimmt eine eigentümlich markante Doppelstellung ein in meinem persönlichen Leben als Schriftsteller und zugleich in der Epoche, der dieses Leben angehört. Die Erzählung erschien 1913 [sic!], knapp vor Ausbruch des Ersten Weltkrieges also, mit dem ein Abschnitt des europäischen Lebens sich endigte und neue Schicksalswelten sich für den Fortlebenden auftaten; und diesem für mein Gefühl nicht zufälligen Standort an einer Zeitenwende entspricht genau die Rolle, die sie in meinem internen Leben spielt, insofern als sie darin ein Letztes und Äußerstes, einen Abschluss bedeutet: Sie war die moralisch und formal zugespitzteste und gesammeltste Gestaltung des Décadence- und Künstlerproblems. […] In Aschenbachs Geschichte klingt manches an, was nicht mehr zur alten bürgerlichen Welt gehört, sondern schon mit neuer nachbürgerlicher Lebenshaltung zu tun hat, obgleich es ironisch-pessimistisch ad absurdum geführt wird."[22]

Der Tod in Venedig – Scheitel- und Wendepunkt in Th. Manns Schaffen

Gestaltung des Décadence- und Künstlerproblems

---

21 Ebd., S. 126 f.
22 Ebd., S. 132.

Thomas Mann sagt in dieser autobiografischen Notiz mehreres zugleich:

- → Er gibt seiner Erzählung eine hervorgehobene Stellung innerhalb seines literarischen Schaffens.
- → Er interpretiert Aschenbach als eine Gestalt der literarischen Décadence, während die Novelle selbst keine Erscheinung dieser literarischen Décadence ist, sondern die Abrechnung mit ihr, denn das Werk ist in einem ironisch-parodistischen Ton gehalten, wodurch Aschenbach, seine Kunst und seine Entwicklung in eine kritische Distanz gerückt werden.
- → Schließlich deutet Thomas Mann in der zitierten Stelle an, dass sich in Aschenbachs Entwicklung die zeitgenössische Entwicklung widerspiegle, insofern Aschenbach den bürgerlichen Rahmen verlasse und sich dem Rausch hingebe. Die zeithistorische Parallele ist die ‚nachbürgerliche Lebenshaltung', wie Thomas Mann es hier nennt. Was er damit meint, ist die Heraufkunft des Faschismus.

Präfaschistische Tendenzen in der Novelle

Dass in dem *Tod in Venedig* präfaschistische Tendenzen Eingang in die Darstellung gefunden hatten, war Thomas Mann schon 1938 aufgefallen. Er schrieb an die amerikanische Journalistin und Herausgeberin der *Washington Post* Agnes E. Meyer:

„Tendenzen der Zeit, die in der Luft lagen"

> „Die Äußerung über den *Tod in Venedig* war leichter hingesprochen als begründet und erklärt. Was ich sagen wollte war: Der Held, Aschenbach, ist ein Künstler-Geist, den aus dem Psychologismus und Relativismus der Jahrhundert-Wende nach einer neuen Schönheit, einer Vereinfachung der Seele, einer neuen Entschlossenheit, nach der Absage an den Abgrund und nach einer neuen menschlichen Würde jenseits der Analyse und selbst der Erkenntnis verlangt. Das waren Tendenzen der Zeit, die in der Luft lagen, lange bevor es das Wort ‚Faschismus' gab, und die in der politischen Erscheinung, die man so nennt, kaum wiederzuerkennen sind. Doch haben sie geistig gewissermaßen damit zu tun und haben zu seiner moralischen Vorbereitung gedient."[23]

---

23 Ebd., S. 130 f.

Nicht nur in dieser brieflichen Äußerung findet sich Thomas Manns deutlicher Hinweis, in der Novelle zeigten sich die der Zeit innewohnenden präfaschistischen Tendenzen. Auch in seinem Essay *Bruder Hitler* von 1939 wiederholt Mann diese These:

> „*Der Tod in Venedig* weiß manches von Absage an den Psychologismus der Zeit, von einer neuen Entschlossenheit und Vereinfachung der Seele, mit der ich es freilich ein tragisches Ende nehmen ließ. Ich war nicht ohne Kontakt mit den Hängen und Ambitionen der Zeit, mit dem, was kommen wollte und sollte, mit Strebungen, die zwanzig Jahre später zum Geschrei der Gasse wurden."[24]

Kein Produkt der Dekadenzliteratur

Der Tod in Venedig ist also nach Thomas Manns eigener Beurteilung selbst kein Produkt der Dekadenz-Literatur mehr, sondern die Auseinandersetzung mit der Dekadenz als zeitgenössischem Phänomen und als Vorbote des Faschismus.

Überwindung von Dekadenz

> „Ich gehöre geistig jenem über ganz Europa verbreiteten Geschlecht von Schriftstellern an, die, aus der décadence kommend, zu Chronisten und Analytikern der décadence bestellt, gleichzeitig den emanzipatorischen Willen zur Absage an sie, – sagen wir pessimistisch: die Velleität dieser Absage im Herzen tragen und mit der Überwindung von Dekadenz und Nihilismus wenigstens experimentieren."[25]

So heißt es in Manns *Betrachtungen eines Unpolitischen*. Und in seinen *Unterhaltungen eines Unpolitischen* legt Mann nochmals ent-

---

24 Ebd., S. 131.
25 Ebd., S. 129.

schiedenen Wert darauf, zwischen sich und Aschenbach eine deutliche Distanz zu setzen:

> „Ob jemand Weisheit und wahre Manneswürde gewinnen könne, für den der Weg zum Geistigen durch die Sinne führt, machte ich fraglich in einer Erzählung, worin ich einen ‚würdig gewordenen' Künstler begreifen ließ, dass seinesgleichen notwendig liederlich und Abenteurer des Gefühls bleibe; dass die Meisterhaltung seines Stiles Lüge und Narrentum, sein Ehrenstand eine Posse, das Vertrauen der Menge zu ihm höchst lächerlich gewesen und Volks- und Jugenderziehung durch die Kunst ein gewagtes zu verbietendes Unternehmen sei. Indem ich es ihn melancholisch-ironisch begreifen ließ, blieb ich mir selber treu, was der Punkt ist, auf den es mir ankommt."[26]

Keine Apologie der preußischen Haltung

Für Thomas Mann ist *Der Tod in Venedig* also keine Apologie der preußischen Haltung, auch wenn diese in Aschenbach zum Teil zur Geltung kommt und bei ihm handlungsbestimmend wird. Mann stimmt dabei einer von Lukács gemachten Äußerung zu, dass in der Novelle „dem preußischen Ethos" geradezu ein „Untergang von ironischer Tragik bereitet werde."[27] Georg Lukács hatte unter einem bestimmten Aspekt die beiden Arbeiten der Brüder Mann, den *Untertan* von Heinrich Mann und den *Tod in Venedig* von Thomas Mann, zusammen gesehen, denn in ihnen beiden deute sich die Gefahr einer barbarischen Unterwelt innerhalb der modernen Zivilisation an bzw. werde in ihnen signalisiert.

In Novelle deutet sich Gefahr einer barbarischen Unterwelt an

Thomas Mann greift diese Beurteilung seines Werkes durch Lukács auf, indem er seine eigene Rolle als „Meldeinstrument, Seis-

---

26 Ebd., S. 129 f.
27 Ebd., S. 133.

mograph, Medium der Empfindlichkeit"[28] beschreibt und davon spricht, dass er diese Rolle „ohne klares Wissen"[29] auch in seiner Erzählung wie später im *Doktor Faustus* übernommen habe.

Ironie der Novelle macht Verurteilung als unmoralisch und pervers unmöglich

Es ist schließlich diese von Thomas Mann also mehrfach bestätigte, der Novelle eingeschriebene Ironie, die auch ihre Verurteilung als unmoralisch bzw. pervers unmöglich macht. Die Verfallenheit Aschenbachs an den Knaben Tadzio macht den *Tod in Venedig* nicht zu einem verantwortungslosen Stück Literatur. Im Gegenteil: Der Text „ist sogar bis zur Askese verantwortungsbewusst. Aber wenn die Würde der Kunst und des Künstlers darin preisgegeben ist, so mögen Sie erwägen", empfiehlt Thomas Mann seinem Briefpartner, „ob es nicht diese gewissenhafte Preisgabe ist, durch die der Künstler seine Würde zurückgewinnt."[30]

Interpretation der einzelnen Kapitel

Das erste Kapitel

Kein zufälliger Beginn

Die eigentliche Vorgeschichte im Sinne einer Vervollständigung der Biografie Aschenbachs, besonders seiner Künstlerbiografie, nimmt erst das zweite Kapitel ein, indem es nach einem sich über viele Zeilen erstreckenden Werküberblick, der hier vorangestellt ist, endlich zu der Feststellung gelangt: „Gustav Aschenbach also war zu L. […] geboren." (S. 13) Nicht bei der Geburt, sondern „an einem Frühlingsnachmittag des Jahres 19.." setzt das erste Kapitel ein, stellt also einen Aschenbach vor, der sich, von seiner Arbeit kommend, auf einen Spaziergang begeben und den es wie zufällig zum Nordfriedhof Münchens geführt hat. Was sich wie ein ‚zufälliger' Beginn ausnimmt, ist im Gegenteil jedoch wohlkalkuliert, zeigt

---

28 Ebd., S. 134.
29 Ebd.
30 Ebd., S. 134 f.

sich doch dem Leser ein Aschenbach in einer geradezu typischen, für die kommende Handlung repräsentativen Situation bzw. Handlung. Aschenbach kommt von seiner Arbeit, die gerade jetzt ihm „höchste Behutsamkeit, Umsicht, Eindringlichkeit und Genauigkeit des Willens“ (S. 7) abverlangt. Von solchen Einstellungen ist seine Arbeit am Schreibtisch abhängig, gerade diesen Habitus kann er aber im Augenblick nicht annehmen, er ist ermüdet, überreizt, und der ihm sonst so nötige Mittagsschlaf, die zeitweilige, nötige Entspannung, verweigert sich ihm. Er kann das Fortschwingen des produzierenden Triebwerkes in seinem Innern nicht abstellen, und so entschließt er sich, statt des entlastenden Schlummers den Weg ins Freie zu suchen, denn – das verschweigt der erste Abschnitt nicht – Aschenbach leidet bereits unter der „zunehmenden Abnutzbarkeit seiner Kräfte.“ (S. 7)

Aschenbach in der Krise

Aschenbach wird also schon im ersten Abschnitt als jemand dargestellt, der sich in einer Krise befindet, obwohl er selbst davon nichts merkt und sich auch nach außen hin nichts anmerken lässt. Der Weg Aschenbachs ist vorgezeichnet: Wo bislang Behutsamkeit, Umsicht und Genauigkeit herrschten, stiehlt sich heimlich Überreizung und Abnutzbarkeit der Kräfte ein. Der willensstarke Aschenbach, der sich ganz und gar unter Kontrolle hat, verliert diesen Willen über sich selbst, lässt sich gehen und gibt den Reizen nach, die er bislang dank einer großen, vielleicht allzu großen Willensanstrengung, beherrschen konnte.

Doppelgesichtiger Aschenbach – ein privater u. ein öffentlicher

Damit wird das Bild Aschenbachs differenziert, und schon die erste Nennung seines Namens ist charakteristischerweise eine solche Doppelung: „Gustav Aschenbach oder von Aschenbach“ (S. 7), so lautet der Beginn der Novelle. Auch er stellt einen doppelgesichtigen Aschenbach vor, einen privaten (Gustav Aschenbach) und einen öffentlichen Aschenbach (von Aschenbach), wie Aschenbach nach seiner Nobilitierung heißt.

Die Fortsetzung der Novelle wird nun jenen Prozess beschreiben, wie ein unbekannter Aschenbach immer mehr durch einen zur öffentlichen Person gewordenen Aschenbach hindurchbrechen wird. Die Novelle *Der Tod in Venedig* beschreibt somit den Tod dieser öffentlichen Person, der von der Öffentlichkeit nicht bemerkt wird. Im letzten Satz der Novelle heißt es gleichsam als Korrespondenz zur Formulierung am Novellenbeginn: „Und noch desselben Tages empfing eine respektvoll erschütterte Welt die Nachricht von seinem Tode." (S. 87) Der private Tod Aschenbachs wird durch die öffentliche Trauer zugedeckt. Der öffentliche Respekt weiß nichts von der Krise, durch die Aschenbach geschritten ist.

Tod der öffentlichen Person

Tod der privaten Person

Aber nicht nur der erste Abschnitt der Novelle ist voll von Vorausweisungen. Dies ist ein Zug, der für den gesamten ersten Abschnitt gilt: Der falsche Hochsommer – es ist erst Anfang Mai – verweist auf das Thema Falschheit, Täuschung, Enttäuschung in Bezug auf Aschenbachs Leben. Dass Aschenbach, noch während er auf die Tram wartet, die ihn wieder nach Hause bringen soll, gerade den fremden Mann bemerkt, der „seinen Gedanken eine völlig andere Richtung gab" (S. 8), ist einer der ersten Zufälle, von denen Aschenbachs weiterer Lebensweg bzw. seine Reise nach Venedig begleitet und geleitet werden soll. Er sieht den Fremden ausgerechnet am Friedhof, womit das Thema des Todes angesprochen ist. Dies klingt schon in dem Wortkompositum von Aschenbachs Namen an, wo es mit ‚Asche' assoziiert werden kann.

Vorausweisungen im gesamten ersten Abschnitt

Dann führt Aschenbachs Weg zum Friedhof, wo er der Kreuze, Grabinschriften, der Aussegnungshalle, der apokalyptischen Tiere und des Fremden ansichtig wird. Letzterer ist die erste der vielen Todesfiguren, die Aschenbachs zukünftige Reise nach Venedig bzw. in den Tod begleiten, besser leiten werden. Der Fremde trägt andeutungsweise alle die Merkmale, die auch den anderen Figuren

Der Friedhof

eigen sind. Er ist eine Anspielung sowohl auf den Tod als auch auf den Gott Hermes.

Der Fremde als Anspielung auf den Gott Hermes

Wie einst Hermes trägt auch dieser Fremde Basthut, Stock und Beutel (hier: Rucksack). Auch die gekreuzten Füße finden sich in Hermes-Darstellungen. Und wie Hermes ein um die Hüfte gegürtetes Gewand trug, trägt hier der Fremde einen Gurtanzug aus Lodenstoff. Hermes wurde als Hermes psychopompos verstanden, als ein Seelenführer, als Schlaf- und Traumgott, dem es auch obliegen konnte, die Schatten der Verstorbenen in die Unterwelt zu führen. Als einen Begleiter in den Tod darf man also auch diesen Fremden sehen. Und als Fremder erinnert er sogar an den fremden Gott, an Dionysos.

Reiselust – das Dionysische in Aschenbach

Das Dionysische in Aschenbach wird er hervorlocken, so dass es nicht verwundern muss, wenn in Aschenbach durch den Fremden eine Reiselust geweckt wird, die ihn plötzlich befällt:

> „Es war Reiselust, nichts weiter; aber wahrhaft als Anfall auftretend und ins Leidenschaftliche, ja bis zur Sinnestäuschung gesteigert. Seine Begierde ward sehend, seine Einbildungskraft, noch nicht zur Ruhe gekommen seit den Stunden der Arbeit, schuf sich ein Beispiel für alle Wunder und Schrecken der mannigfaltigen Erde, die sie auf einmal sich vorzustellen bestrebt war.“ (S. 9 f.)

Aschenbachs Tagtraum

In seiner Imagination stellt sich für Aschenbach das Bild einer Landschaft ein, ein tropisches Sumpfgebiet, eine „Urweltwildnis“ (S. 10), wo er schließlich sogar die funkelnden Augen eines Tigers sieht. Dieses Bild einer Landschaft, das von Aschenbach in diesem Augenblick gleichsam Besitz ergreift, weist auf Aschenbachs „furchtbaren Traum“ (S. 78) voraus, in dem er dem fremden Gott begegnen wird. So kommt also auch diesem imaginierten Landschaftsbild im ersten

Kapitel vorausweisende Funktion zu, und die enge Beziehung, in die es mit dem Fremden gestellt wird, lässt in dem Fremden selbst auch eine Vorausdeutung auf den fremden Gott Dionysos erkennen.

Zwiespältigkeit in Aschenbach

Aschenbach reagiert auf seine Imagination mit „Entsetzen" und „rätselhaftem Verlangen" (S. 10) zugleich. Und dieses Zwiespältige in seinem Gefühl wird ihn eigentlich nie mehr verlassen. Der sich selbst kontrollierende Aschenbach reagiert mit Entsetzen auf seinen Tagtraum, aber diesem sich beherrschenden Aschenbach tritt ein zweiter Aschenbach an die Seite, ein Aschenbach, der sich verlockt fühlt und der dieser Verlockung nachgibt, seine Askese aufgibt und die Maske fallen lässt.

Weg fortschreitender Demaskierung

Der Weg in den Tod, den Aschenbach mit dem ersten Kapitel antritt, ist darum auch ein Weg fortschreitender Demaskierung, ein Weg in die Fremde und in das Fremde, ein Weg zu einem neuen Gott, Dionysos. Es ist der Weg in den Tod und zugleich in die Ekstase.

Aschenbach sträubt sich zunächst gegen die Reise, war ihm Reisen doch bislang nur eine widerwillig akzeptierte „hygienische Maßregel" (S. 10). Er war zu sehr beschäftigt „mit den Aufgaben, welche sein Ich und die europäische Seele ihm stellten, zu belastet von der Verpflichtung zur Produktion, der Zerstreuung zu abgeneigt" (S. 10), als dass er bislang dem Drang zu reisen nachgegeben hätte. Aber die von dem Fremden ausgehende „Anfechtung" kann Aschenbach nicht so schnell abweisen. Schon der Blick des Fremden, der ihn trifft, hat etwas geradezu Zwingendes,

Der Blick des Fremden

> „denn plötzlich ward er gewahr, dass jener seinen [Aschenbachs] Blick erwiderte und zwar so kriegerisch, so gerade ins Auge hinein, so offenkundig gesonnen, die Sache aufs Äußerste zu treiben, und den Blick des andern zum Abzug zu zwingen, dass Aschenbach, peinlich berührt, sich abwandte und einen Gang die Zäune entlang begann" (S. 9).

Hat Aschenbach hier schon gegenüber dem Fremden verloren, so helfen ihm auch die Vernunft und die von ihm so lang praktizierte „Selbstzucht" (S. 11) nicht, sich dem Anruf durch die Fremde und der Sehnsucht ins Ferne und Neue zu entziehen. Aschenbach lässt sich, auch wenn er es sich bewusst nicht eingestehen will, von der „Begierde nach Befreiung, Entbürdung und Vergessen" (S. 11) hinreißen. Er flieht damit den „starren, kalten und leidenschaftlichen Dienst" (S. 11) seiner Schreibtischarbeit. Das bislang „gezügelte und gekältete" (S. 12) Gefühl fordert seine lang unterdrückten Rechte ein. Was Aschenbach mit „etwas Stegreifdasein, Tagedieberei, Fernluft und Zufuhr neuen Blutes" (S. 12) abtut, ist in Wirklichkeit sein Wunsch nach Befreiung aus den bislang angelegten Fesseln einer Disziplin, die er glaubte, sich, dem Publikum und der Kunst schuldig zu sein.

Venedig klingt bereits an

Dass die Reise Aschenbach schließlich nach Venedig führen wird, ist auch im ersten Kapitel angedeutet, wenn auch nur mit einem ganz versteckten Hinweis. Die Aussegnungshalle des Friedhofs trägt byzantinische Züge, und die Kreuze, die Aschenbach sieht, sind griechische Kreuze (s. S. 8). Damit verweist der Text zweifach auf das Byzantinisch-Orientalische, das im Gegensatz zur „europäischen Seele" (S. 10) steht. In Venedig werden sich gerade diese orientalischen, dort mit dem Märchenhaften in Verbindung gebrachten Züge zusammenballen und Aschenbach ganz in ihren Bann ziehen.

Erstes Kapitel als Exposition

Vorstellung der wichtigsten Charaktere

Blickt man auf das erste Kapitel zurück, so nimmt es in der Tat die Aufgabe der Exposition wahr. Es ist auch nicht verkehrt, die Novelle mit ihren fünf Kapiteln wie eine Tragödie mit fünf Akten zu lesen. So käme also dem ersten Kapitel die Aufgabe der dramatischen Exposition zu, hier würden die wichtigsten Charaktere vorgestellt, hier würde in Ort und Zeit eingeführt, hier würde auch der grundlegende Konflikt angedeutet und durch das bewegende

Moment die Dramenhandlung in Gang gebracht. Genauso verhält es sich mit dem ersten Kapitel der Novelle.

Aschenbach wird vorgestellt, mit dem Fremden tauchen andeutungsweise die anderen Figuren, denen Aschenbach im Laufe der Novelle begegnet, auf, denn sie sind – selbst Tadzio eingeschlossen – nur Abwandlungen dieser einen Figur, die wiederum nur eine bislang in Aschenbach verdeckte Seite repräsentiert. Zugleich ist mit der Begegnung mit dem Fremden das bewegende Moment gegeben, denn aus dieser Begegnung resultiert Aschenbachs Reiselust.

Der die Novelle bewegende Konflikt

Am Ende des Kapitels steht sein Reiseentschluss. Und auch der Aschenbach und damit die Novelle bewegende Konflikt ist angedeutet, wenn darauf verwiesen wird, dass sich in Aschenbach zwei Seiten streiten, eine asketische, Leidenschaften bannende Haltung und ein Zug, diese gefesselten Leidenschaften in ihr Recht einzusetzen. Askese und Begierde, Vernunft und Wildnis scheinen die Pole zu sein, innerhalb derer sich der Konflikt abspielen wird. Aschenbach steckt, auch wenn er es nicht wahrhaben will, schon am Beginn der Novelle in einer Krise. Wachsende Müdigkeit, Anzeichen der Lassheit und des Versagens (s. S. 11) haben bereits von ihm Besitz ergriffen. Er hat seinen Zenit überschritten, seine Furcht, „nicht fertig zu werden“ (S. 11), ist durchaus berechtigt.

Wenn zur Exposition auch die Stileigentümlichkeit gehört, so führt auch das erste Kapitel den Leser in den Stil ein, insofern der Leser gleich zu Beginn darauf verwiesen wird, dass er zwischen der Perspektive und Selbstinterpretation Aschenbachs und der Perspektive des Erzählers unterscheiden muss. Ein ironischer Erzähler unterlegt nämlich den Text mit leiser Ironie. Während Aschenbach das Gefühl hat, er stecke in einer momentanen Schaffenskrise, weiß der Erzähler, dass Aschenbachs Krise keine vorübergehende, sondern eine grundlegende ist, dass sie nicht nur eine Krise dieses einen Künstlers, sondern als Décadence die Krise der Zeit ist, die sich auch in dem politisch-kritischen Krisenzustand manifestiert.

Das zweite Kapitel

Vorgeschichte: Leben und Schaffen Aschenbachs

Teil der Exposition ist die Vorgeschichte. Diese Vorgeschichte wird nun in einem eigenen Kapitel nachgereicht, das die Biografie Aschenbachs und vor allem seine Werkgeschichte bis zu jenem Punkt nachzeichnet, an dem das erste Kapitel dann mit seinem unvermittelten Beginn ansetzt. Das zweite Kapitel schließt mit der Feststellung, die sich bereits im ersten Kapitel abzeichnete, dass Aschenbach an einen kritischen Punkt seines Schaffens gelangt und in eine Krise geraten sei, auch wenn er die Neigung verspüre, sich selbst darüber hinwegzutäuschen.

Werkliste Aschenbachs

Den Anfang des Kapitels bildet eine Werkliste Aschenbachs: das Prosa-Epos vom Leben Friedrichs von Preußen, der Roman *Maja*, die Erzählung *Ein Elender* und die Abhandlung über *Geist und Kunst*. Die Vorstellung Aschenbachs erfolgt also dadurch, dass er durch die Werke charakterisiert wird, als definiere er sich auch als Person mehr durch sein Werk als durch sein Leben.

Wenn dann auf das Herkommen Aschenbachs mit dem zweiten Abschnitt abgehoben wird, so wird von ihm gesagt, er stelle die „Vermählung dienstlich nüchterner Gewissenhaftigkeit [väterlicherseits] mit dunkleren, feurigeren Impulsen [mütterlicherseits]" (S. 13) dar. Zu Aschenbachs Charakter gehört vor allem äußerste Willensanstrengung.

Sein ganzes Leben ist auf Ruhm ausgerichtet

Sein ganzes Wesen hat er auf den Ruhm, also die öffentliche Anerkennung, gestellt. Für ihn gilt, dass er sein Tun ausschließlich auf Leistung ausrichtet und alles Banale und Exzentrische aus seinem Umkreis verbannt. Er kennt nicht den Müßiggang und meidet die sorglose Fahrlässigkeit. Er hat sich stets im Griff, für ihn gilt als oberstes Prinzip die Zucht, worin sich wohl vor allem die väterliche Seite seines Erbes zeigt. Zeichen für seine Einstellung ist die geballte Faust, nicht die geöffnete Hand, wie von ihm bemerkt wird, und wie es Thomas Mann selbst dann als Zeichen für die von Aschenbach im Laufe der Novellenhandlung sich ändernde Befindlichkeit leitmotivisch nutzt.

Physisch eher gebrechlich

Von seiner physischen Seite her ist Aschenbach eigentlich von gebrechlicher Konstitution. Er weiß von sich, einem Geschlecht anzugehören, „das früh sein Bestes zu geben pflegt und in dem das Können es selten zu Jahren bringt" (S. 14). Darum gehört zu seinen Lieblingswörtern das Wort ‚Durchhalten'. Insofern ist Aschenbach auch ganz der preußische Typ, der sich in die Pflicht und in die Zucht nimmt.

Aschenbach als preußischer Typ – Pflicht und Zucht

Sein Werk ist Ergebnis von Fleiß und nicht von Genialität

Diese innerliche Willensanspannung ist für Aschenbach der Ausgleich zu seinem Mangel an robuster körperlicher Verfassung. So ist es auch charakteristisch für seinen Schaffensprozess, dass er seine Werke als „geduldiger Künstler" geschaffen hat, sie sind das Ergebnis nicht der Genialität, sondern in „langem Fleiß" (S. 13) entstanden. Was er schafft, ist nicht das Werk „gedrungener Kraft" (S. 15), so erscheint es zu Aschenbachs Freude allenfalls einigen unkundigen Lesern. In Wirklichkeit ist alles das Ergebnis von „kleinen Tagewerken aus aberhundert Einzelinspirationen", sie werden in einem Kraftakt „zur Größe emporgeschichtet" (S. 15). Aschenbach arbeitet mit Willensdauer und Zähigkeit an seinem literarischen Werk. Seine eigene Arbeitsweise legt er selbst in einem seiner Werke einmal so dar: „Beinahe alles Große, was dastehe, stehe als ein Trotzdem da, trotz Kummer und Qual, Armut, Verlassenheit, Körperschwäche, Laster, Leidenschaft und tausend Hemmnissen." (S. 15). Dies ist die „Formel seines Lebens und Ruhms" (S. 15 f.), wie der Erzähler kommentiert.

Aschenbach schafft Heldentypus der Zeit

Der Literat Aschenbach schafft in seinem Werk einen Heldentypus, von dem der Erzähler sagt, es sei der Heldentypus der Zeit

(s. S. 16). In diesem Helden erkennen sich die Leser offensichtlich wieder, denn er spiegelt ihre Bedürfnisse, er ist für ihre Wünsche Projektionsfläche. Insofern wird Aschenbach zu dem Dichter all derer,

> „die am Rande der Erschöpfung arbeiten, der Überbürdeten, schon Aufgeriebenen, sich noch Aufrechthaltenden, all dieser Moralisten der Leistung, die, schmächtig von Wuchs und spröde von Mitteln, durch Willensverzückung und kluge Verwaltung sich wenigstens eine Zeit lang die Wirkungen der Größe abgewinnen." (S. 16 f.)

Aschenbach porträtiert sich selbst in seinen Helden

Aber in Aschenbachs Heldenfiguren spiegeln sich nicht nur die Wünsche der Leserschaft, er selbst porträtiert sich in seinen Helden. Auch er unternimmt den angestrengten Versuch, „Haltung im Schicksal, Anmut in der Qual" (S. 16) zu bewahren. Die Sebastian-Gestalt ist nicht nur Sinnbild seiner Kunst, sondern auch Sinnbild für ihn. Allerdings will es die erzählerische Ironie, dass Aschenbach die Haltung, die seine Helden an den Tag legen, verloren geht, obwohl er auf seinem ‚Leidensweg' in Venedig versucht, Selbstbeherrschung zu üben und – wie seine Gestalten – die „innere Unterhöhlung (…) vor den Augen der Welt" zu verbergen (S. 16). Er ist der Künstler all derer geworden, „die am Rande der Erschöpfung arbeiten" (S. 16).

Vertreter der Neuklassik

„Meisterlichkeit und Klassizität" (S. 18) sind Stilzüge seines Werkes. Thomas Mann stellt demnach seinen Aschenbach als einen Vertreter der Neuklassik dar, also einer um die Jahrhundertwende den literarischen Markt mitprägenden Stilrichtung. Diesen Stil hat Aschenbach erst gewonnen, nachdem er – so beschreibt es der Entwicklungsgang seiner Schriftstellerkarriere – Jugendlichkeit, Rohheit, Unbesonnenheit und Taktlosigkeit in Wort und Werk, wie sie sein Frühwerk noch charakterisieren, abgelegt hat.

Er hat das Problematische abgestreift, hat sich der Zweifel und auch der Ironie entledigt, wie sie noch sein frühes Werk kennzeichneten, und hat „Würde und Strenge" in seinem Werk gefunden, „jene adelige Reinheit, Einfachheit und Ebenmäßigkeit der Formgebung, [die] seinen Produkten fortan ein so sinnfälliges, ja gewolltes Gepräge" geben (S. 18).

Ironisch bemerkt der Erzähler, dass etwas „Amtlich-Erzieherisches" (S. 19) seinen Stil präge und dass dieser Züge des „Mustergültig-Feststehenden, Geschliffen-Herkömmlichen, Erhaltenden, Formellen, selbst Formelhaften" (S. 19) angenommen habe. Das heißt eigentlich nur, dass Aschenbach auf dem Gipfel seiner schriftstellerischen Karriere, wo er sogar schon zum Lesebuch-Autor avanciert ist, eigentlich tot ist, erstarrt in seiner Form und seiner Repräsentation. Was also Aschenbach in Venedig widerfährt, kann darum auch durchaus verstanden werden als eine ‚Wiedergeburt' (s. auch S. 18), die in Aschenbach die elementaren Kräfte des Lebens freisetzt, indem sie ihn der Fesseln des ‚Geistes' entledigt und dem Wilden, Unbegrifflichen, den Leidenschaften und dem Elementaren freigibt.

Aschenbach ist auf dem Gipfel seiner Karriere erstarrt, tot

„Wiedergeburt" in Venedig

Auch in die Physiognomie Aschenbachs hat sich die Kunst als „erhöhtes Leben", die tiefer beglückt und rascher verzehrt, eingeschrieben, indem sie in das „Antlitz ihres Dieners die Spuren imaginärer und geistiger Abenteuer" eingegraben hat und „auf die Dauer eine Verwöhntheit, Überfeinerung, Müdigkeit und Neugier der Nerven erzeugt, wie ein Leben voll ausschweifender Leidenschaft und Genüsse sie kaum hervorzubringen vermag" (S. 20).

Damit ist aber am Ende des zweiten Kapitels der Übergang zu jener Lebenssituation Aschenbachs, wie er im ersten Kapitel dem Leser vorgestellt wurde, wiederhergestellt, denn eben der vermerkten Müdigkeit und Überreizung wegen ist Aschenbach bereit, dem Drang, eine Reise anzutreten, nachzugeben. Wie es dann die Ironie der Erzählung will, öffnet er sich auf dieser Reise den ausschweifenden Leidenschaften, die nicht mehr literarischer Natur sind, wobei er allerdings immer wieder versuchen wird, das Erlebte ins Literarische umzustilisieren bzw. das sinnliche Abenteuer zu einem geistigen zu entschärfen.

Das dritte Kapitel

Venedig als eigentlicher Ort seiner Bestimmung

Der Wanderer hat in Aschenbach die Suche nach dem „Fremdartigen und Bezuglosen" (S. 20) ausgelöst. Aschenbach glaubt irrtümlich, diesen Drang leicht durch eine Reise nach einer „seit einigen Jahren gerühmten Insel der Adria" (S. 20) stillen zu können. Aber er muss bald erkennen, dass er „fehlgegangen" (S. 21) ist. Er merkt sehr bald, dass er noch nicht den „Ort seiner Bestimmung" getroffen hat, ein innerer Zug beunruhigt ihn, bis er „zugleich überraschend und selbstverständlich" Venedig als den eigentlichen Ort seiner Bestimmung entdeckt (S. 21). Dort und ausschließlich dort glaubt er, auf das von ihm ersehnte „Unvergleichliche, das märchenhaft Abweichende" (S. 21) zu treffen. So revidiert er sofort seinen Reiseirrtum und begibt sich mit dem Dampfer nach Venedig als dem Ort seiner Bestimmung.

Wie der Wanderer in Aschenbach die Reiselust weckte, sind es nun die dem Wanderer verwandten Figuren, jene Figuren aus dem Totentanz, die Aschenbachs Reise an den Ort seiner Destination geleiten und begleiten werden. Da ist zunächst auf dem Dampfer der „ziegenbärtige Mann von der Physiognomie eines altmodischen Zirkusdirektors" (S. 21).

Die Welt auf dem Dampfer

Die Welt auf dem Dampfer nimmt sogleich bedrohliche Züge an. Der Raum, in dem jene Person sitzt, die die Personalien der Reisenden aufnimmt, gleicht einer höhlenartigen, künstlich erleuchteten Behausung. Aschenbach wird dorthin von einem buckligen und unreinlichen Matrosen mit grinsender Höflichkeit genötigt (s. S. 21).

Schon das Ziegenbärtige der Gestalt erinnert an den Gott Dionysos und dessen Bocksgestalt. Dahin verweisen auch das Unordentliche, Schmutzige, Dubios-Zwielichtige und Hässlich-Ungestaltete auf dem Dampfer.

Die Wirkung des Mannes auf Aschenbach wird als „etwas Betäubendes und Ablenkendes" beschrieben. Von dieser Gestalt geht also eine Wirkung aus, die Aschenbach seine Beherrschtheit nimmt. Wenn diese Person mit „Krähenfüßen" (S. 21) die Fahrkarte Aschenbachs ausschreibt, so nimmt dies den Charakter eines Vertrages zwischen dem Künstler und einer fast teuflisch anmutenden Gestalt an. Wenn er dann noch Aschenbach für Venedig „gute Unterhaltung" (S. 22) wünscht, erscheint dies als blanker Hohn, bedenkt man, dass Aschenbachs Reise nach Venedig eine Reise in den Tod ist.

Und auch die nächste Gestalt, die Aschenbach auf dem Dampfer trifft, trägt Züge des Spotts. Der Jüngling, den Aschenbach beobachtet, ist bei genauerem Hinsehen ein greiser Geck. Aschenbach nimmt dies mit Entsetzen zur Kenntnis (s. S. 24). Der falsche Jüngling erinnert an den ziegenbärtigen Mann, weil er eine krähenhafte Stimme hat. Später, wenn er sich von Aschenbach mit den „Komplimenten dem Liebchen" (S. 26) verabschiedet, wird seine meckernde Stimme beschrieben, so dass auch er an das Ziegenbärtige und folglich auch an das Dionysische erinnert, zugleich aber auch an den Tod, wenn von seinem Gesicht wie von dem Wanderer betont wird, dass an ihm das vollzählige, aber gelbe Gebiss nur „billiger Ersatz" (S. 23) sei.

Aschenbach verliert Halt

Was sich bereits in den vorangegangenen Kapiteln angedeutet hat, erfährt nun seine Konkretion: Aschenbach verliert immer mehr an festem Halt, und er entäußert sich, indem er seine alte Identität verliert, bzw. er demaskiert sich, indem er immer mehr die Kontrolle der Vernunft über seine Leidenschaften verliert. So ist es aufschlussreich, welche Gefühle sich bei Aschenbach einstellen, als sich das Schiff, auf dem er sich befindet, vom gemauerten Ufer loslöst:

> „Ihm war, als lasse nicht alles sich ganz gewöhnlich an, als beginne eine träumerische Entfremdung, eine Entstellung der Welt ins Sonderbare um sich zu greifen, der vielleicht Einhalt zu tun wäre, wenn er sein Gesicht ein wenig verdunkelte und aufs Neue um sich schaute. In diesem Augenblick jedoch berührte ihn das Gefühl des Schwimmens." (S. 23)

Reise nach Venedig als Verlust des ‚Gewöhnlichen'

Die Reise nach Venedig bedeutet also für Aschenbach ‚träumerische Entfremdung', ‚Entstellung' und Verlust des ‚Gewöhnlichen', aber zugleich auch Entdeckung des Eigensten in der Entfremdung und Gewahrwerden einer tieferen Wirklichkeit im traumhaften Erleben. Aschenbach hat angesichts des Meeres den Eindruck, dass „im leeren, im ungegliederten Raum unserem Sinn auch das Maß der Zeit fehlt und wir im Ungemessenen dämmern" (S. 24) Das Meer bedeutet eine Entzeitlichung und Enträumlichung wie einen Verlust an Maß, zugleich weist es aber auch wieder auf ein geahntes Ungemessenes und Absolutes hin.

In dem Dämmerzustand der Überfahrt stellen sich „schattenhaft sonderbare Gestalten" in Aschenbachs Vorstellung ein: „Der greise Geck, der Ziegenbart aus dem Schiffsinnern gingen mit unbestimmten Gebärden, mit verwirrten Traumworten durch den Geist des Ruhenden." (S. 24) Diesen das „Sonderbare und Fratzenhafte" (S. 25) verkörpernden Gestalten schließt sich, sobald Aschenbach den Boden Venedigs betreten hat, eine weitere, ihnen verwandte Gestalt an: der Gondoliere.

Der Gondoliere

Auch er ist eine Präfiguration des Todes, wie seine Gondel Züge des Sargähnlichen annimmt. Wie die anderen Gestalten hat auch der Gondoliere eine ungefällige, brutale Physiognomie, auch er ist eine vom Geheimnisvollen umgebene, undurchsichtige Gestalt. Er taucht nur flüchtig auf, darin dem Wanderer vergleichbar. Wie dem Greis eignet ihm etwas Falsches und Verbrecherisches. Es stellt sich nämlich heraus, dass er keine Fahrerlaubnis hat; deshalb verschwindet er, ohne dass ihn Aschenbach bezahlen muss.

Wie dem Wanderer in München das Bajuwarische fehlte, ist auch der Gondoliere ein Fremder, er wirkt nicht italienisch. Seine gelbfarbige Schärpe weist wieder die auch bei den anderen Gestalten zu entdeckende Farbe auf. Und auch mit den rötlichen Brauen, der kurz aufgeworfenen Nase, den entblößten Zähnen und dem Strohhut erinnert er in Details an die anderen Gestalten, so dass die Verwandtschaft zu ihnen deutlichst markiert wird.

Charon-Figur

Verweist der Gondoliere schon in seiner Nähe vor allem zur Charon-Figur auf den Tod, so tut es umso mehr die Barke mit ihrem „sargschwarz lackierten, mattschwarz gepolsterten Armstuhl" (S. 27). In diesen Stuhl lässt sich Aschenbach nieder, und er hat das Gefühl, dass es der „weichste, üppigste, der erschlaffendste Sitz von der Welt" (S. 27) ist. Und so verwundert es nicht, dass Aschenbach trotz seiner Absicht, „auf den Vollzug seines Willens" (S. 27) bedacht sein zu wollen, immer mehr „den Dingen ihren Lauf" (S. 29) lässt. Aschenbach ist also ganz darauf aus, sich dem Lockenden, Einlullenden, Gefährlichen hinzugeben.

Im Hotel

Im Hotel angekommen, bezieht er ein Zimmer mit Blick aufs „offene Meer" (S. 30). Aschenbachs Einsamkeit lässt ihm „die Beobachtungen und Begegnisse zugleich verschwommener und eindringlicher" werden, seine Gedanken werden „schwerer, wunderlicher und [sind] nie ohne einen Anflug von Traurigkeit", wie der Erzähler kommentiert, um dann – auf Aschenbachs zukünftiges Schicksal indirekt verweisend – mit der Feststellung fortzufahren: „Einsamkeit zeitigt aber auch das Verkehrte, das Unverhältnismäßige, das Absurde und Unerlaubte" (S. 31).

Begegnung mit Tadzio

So disponiert, begegnet Aschenbach in seinem Hotel Tadzio. Es scheint nur so, dass Tadzio mit dem ‚Verkehrten', Absurden' usw. rein gar nichts zu tun hat, denn Tadzio, „der langhaarige Knabe von vielleicht vierzehn Jahren", ist „vollkommen schön", ja er stellt für den Künstler sogar sehr bald die Verkörperung des Schönen dar (S. 32). Wenn man sich jedoch vor Augen hält, dass es in Wirklichkeit homoerotische Gefühle sind, die Aschenbach an Tadzio fesseln, die er sich aber nicht eingesteht, so nimmt die ‚Liebe' zu dem Jüngling durchaus ‚verkehrte' Züge an, denn seinen Sexus stilisiert Aschenbach zu einer Liebe zum Schönen, verkörpert in dem Knaben.

Verkörperung des Schönen

Er sublimiert und distanziert sich auf diese Weise von dem Objekt seiner Begierde und muss sich nicht eingestehen, was ihn in Wirklichkeit so an den Knaben fesselt.

Die Wahrnehmung Tadzios deutet Aschenbach auffälligerweise zunächst immer in die Wahrnehmung eines Kunstwerkes um. So erinnert ihn Tadzio an den Dornauszieher (s. S. 33), später an das „Haupt des Eros, vom gelblichen Schmelze parischen Marmors" (S. 36).

Tadzio wird demnach, was das Spiel des Textes mit mythologischen Anspielungen betrifft, zum Gott Eros hinübergespielt, aber schon die Bemerkung des gelblichen Schmelzes, die in Zusammenhang mit Tadzio auftaucht, verbindet auch diese Gestalt mit dem Tod bzw. dem Todesgott Thanatos.

Tadzio erhält Doppelgesicht

So erhält Tadzio durchaus ein Doppelgesicht. Einerseits nimmt Aschenbach in ihm die „wahrhaft gottähnliche Schönheit des Menschenkindes" (S. 36) wahr, andererseits verbindet sich allein schon durch den Matrosenanzug Tadzio mit dem Meer, und er verweist so auf das Entgrenzende, Ausschweifende und Maßlose. So gibt es einen bezeichnenden Augenblick, wo sich beide Sichtweisen mit-

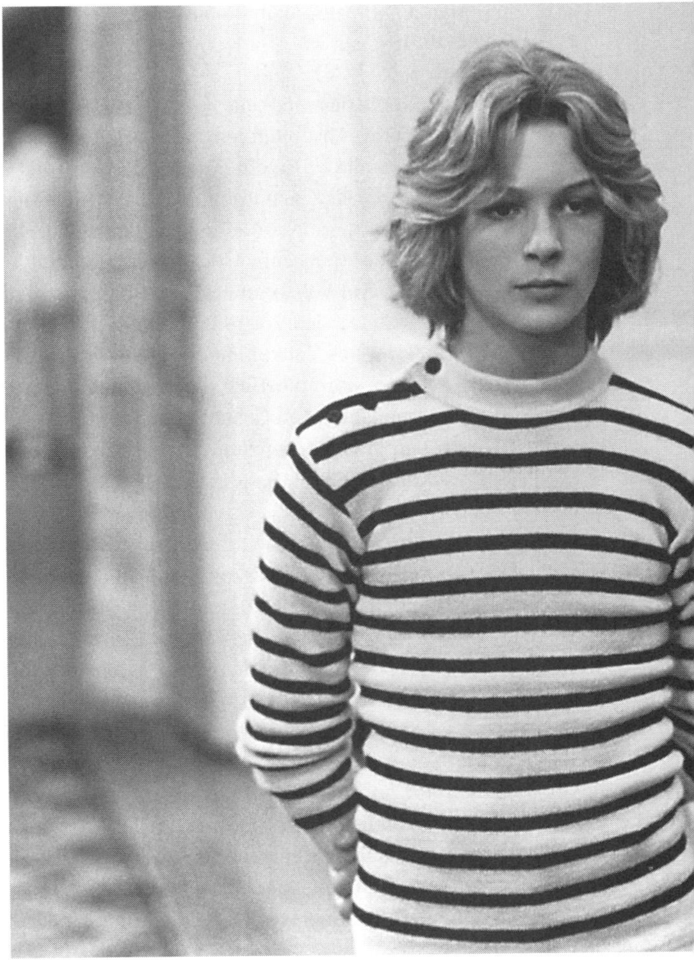

Björn Andresen als Tadzio in der Verfilmung der Novelle von Luchino Visconti 1971 © Cinetext

einander verschränken. Von Aschenbach heißt es einmal im dritten Kapitel:

> „Er liebte das Meer aus tiefen Gründen: aus dem Ruheverlangen des schwer arbeitenden Künstlers, der vor der anspruchsvollen Vielgestalt der Erscheinungen an der Brust des Einfachen, Ungeheuren sich zu bergen begehrt; aus einem verbotenen, seiner Aufgabe gerade entgegengesetzten und ebendarum verführerischen Hange zum Ungegliederten, Maßlosen, Ewigen, zum Nichts. Am Vollkommenen zu ruhen, ist die Sehnsucht dessen, der sich um das Vortreffliche müht; und ist nicht das Nichts eine Form des Vollkommenen? Wie er nun aber so tief ins Leere träumte, ward plötzlich die Horizontale des Ufersaumes von einer menschlichen Gestalt überschnitten, und als er seinen Blick aus dem Unbegrenzten einholte und sammelte, da war es der schöne Knabe." (S. 38)

Tadzio inspiriert Aschenbach zu „unvergesslicher Prosa"

Tadzio gibt Aschenbach „mythische Vorstellungen" ein, wenn er „schön wie ein Gott, herkommend aus den Tiefen von Himmel und Meer", dem Wasser entsteigt (S. 41). Für den Künstler Aschenbach ist Tadzio „wie Dichterkunde von anfänglichen Zeiten, vom Ursprung der Form und von der Geburt der Götter" (S. 41).

Wenn aber auch Tadzio den Dichter Aschenbach stimuliert und es während des Venedig-Aufenthaltes schließlich zu den wenigen Seiten unvergesslicher Prosa kommt, die Aschenbach niederschreibt, so kann es dem Künstler durchaus auch passieren, dass er im Angesicht von Tadzio die künstlerische Formung gänzlich vergisst und das Schreibzeug beiseitelegt (s. S. 40). Er gibt sich dann der „Trägheit" hin, sie „fesselte den Geist, indes die Sinne die ungeheure und betäubende Unterhaltung der Meeresstille genossen" (S. 40).

Deutet sich in solchen Stellen schon etwas vom Ausgang der Novelle an, wo sich Aschenbach ganz dem „Ungeheuren und Betäubenden“ hingibt, so deutet sich auch in der „widerlichen Schwüle“ (S. 42), die über Venedig liegt, und in Aschenbachs körperlichem Unwohlsein, mit dem er auf die Witterung reagiert, die später erst erwähnte Cholera an. Von Aschenbach heißt es, dass die „Augen ihren Dienst versagten, die Brust beklommen war, [und] das Blut in seinem Kopf pochte“ (S. 43).

Hindeutungen auf das Ende der Novelle

Wie in Aschenbach, so zeigen sich aber auch in Tadzio Züge der Hinfälligkeit. Als der Schriftsteller im Fahrstuhl unerwartet auf Tadzio trifft und ihm so nahe kommt, dass er die „Einzelheiten seiner Menschlichkeit“ (S. 42) gewahr wird, entdeckt er an Tadzio dessen zu große Zartheit und Kränklichkeit.

Züge der Hinfälligkeit

Aschenbachs Entschluss, Venedig zu verlassen, gefasst nach einem Spaziergang durch die Straßen Venedigs, ist nicht von langer Dauer. Aschenbach macht sich etwas vor, wenn er glaubt, er könne noch Venedig den Rücken kehren. So sehr hat ihn diese Stadt bereits in ihre Fänge geschlagen. Ihn verbindet mit Tadzio eine homoerotische Neigung, die er sich aber nicht eingesteht. Er interpretiert sie um zu der „väterlichen Huld, die gerührte Hinneigung dessen, der sich opfernd im Geiste das Schöne zeugt, zu dem, der die Schönheit hat“ (S. 41).

Aschenbach ist mit Venedig verbunden

Und wenn er auch den Entschluss fasst, wegen der Schwüle, des Fieberdunstes und des fauligen Geruches der Lagune die Stadt zu verlassen, ist es ihm doch letztlich höchst willkommen, wenn er wegen der fehlgeleiteten Gepäckstücke sich gezwungen sehen kann, seinen Venedig-Aufenthalt zu verlängern.

Schon vorher hatte er seinen Entschluss zur Abreise zutiefst bereut, nun atmet er den fauligen Geruch von Meer und Sumpf „in tiefen, zärtlich schmerzlichen Zügen“ (S. 46) ein. Und den Streitfall „zwischen seelischer Neigung und körperlichem Vermögen“ will er zugunsten des Körpers und nicht mehr des Geistes bzw. der Seele entschieden wissen, denn die physische Niederlage erscheint ihm „schmählich" (S. 46).

Eingeständnis Aschenbachs, dass er wegen Tadzio bleibt

Erst am Ende des dritten Kapitels, zurückgekehrt ins Hotel, ruhend und gedankenlos träumend am geöffneten Fenster sitzend, gesteht sich Aschenbach ein, dass es nur Tadzio war, der ihn in Venedig hielt. Aschenbach „fühlte die Begeisterung seines Blutes, die Freude, den Schmerz seiner Seele und erkannte, dass ihm um Tadzios willen der Abschied so schwer geworden war" (S. 49).

Und wenn er vorher noch mit gefalteten Händen im Schoß dagesessen hatte (s. S. 38), so beschreibt der Erzähler am Ende des Kapitels einen Aschenbach, der den Kopf hebt und „mit beiden schlaff über die Lehne des Sessels hinabhängenden Armen eine langsam drehende und hebende Bewegung beschrieb, die Handflächen vorwärtskehrend, so, als deute er Öffnen und Ausbreiten der Arme an. Es war eine bereitwillig willkommen heißende, gelassen aufnehmende Gebärde." (S. 49)

Was Aschenbach ebenfalls in sich aufgenommen hat, ohne es zu wissen, wovon aber der Leser bereits eine unauffällige Andeutung erhalten hat: Aschenbach hat auch dem Tod gegenüber diese aufnehmende Gebärde gezeigt. Er hat „große, vollreife Erdbeeren, die er von einem Händler erstand" (S. 40), gegessen (später wird er sich an überreifen Erdbeeren infizieren). Und dies – wie es die Ironie des Schicksals will –, nachdem er gerade zuvor noch gedacht hatte, Platon zitierend: „Dir aber rat ich, Kritobulos, geh ein Jahr auf Reisen!" (S. 40) Eben diesem Ratschlag ist er aber nicht nachgekommen, so nimmt, wie in einem Drama der dritte Akt, auch das dritte Kapitel in dieser Novelle die Funktion des Kulminationspunktes und der Peripetie ein.

Funktion der Peripetie

Das vierte Kapitel

Wenn man sich den *Tod in Venedig* wie eine fünfaktige Tragödie denkt, so wäre nach dem klassischen Dramenschema im vierten Akt mit einer Retardation zu rechnen. Und genauso ist es auch in Manns Novelle, auch hier ereignet sich im vierten Kapitel eigentlich nichts Neues. Aschenbach versucht vielmehr, seine Abwendung von Disziplin und Haltung und seine Neigung zu Rausch und Zügellosigkeit durch Rekurs auf die antike Philosophie vor sich selbst zu rechtfertigen. „Für Augenblicke scheint es ihm dadurch möglich, Geist und Sinnlichkeit miteinander zu vereinbaren und aus dieser Synthese höchste Kunst erwachsen zu lassen. Bald aber zeigt sich für den Dichter die Unmöglichkeit einer solchen künstlerischen Lebensform.“[31]

Retardation

Für das ganze Kapitel gilt demnach, dass der auch in den anderen Kapiteln durchklingende antikisierende Ton noch vernehmlicher wird, die Anspielungen auf antike Literatur bzw. antikes Bildungsgut noch zahlreicher werden und die Hindeutungen auf Aschenbachs bevorstehenden Tod sich schließlich sogar noch weiter konkretisieren.

Antikisierender Ton

Schon zu Beginn des Kapitels wechselt die Erzählweise hörbar. Die Erzählprosa nimmt einen unverkennbar antikisierenden Tonfall an, was Thomas Mann dadurch gelingt, dass er eine Prosa konstruiert, die leicht in einem rhythmisierenden Ton zu lesen ist und dann eine Fülle von Trochäen und Daktylen aufweist. Hinzu kommt die verstärkte Aufnahme mythologischer Versatzstücke. So lautet der Beginn des Kapitels:

Wechsel der Erzählweise zu Beginn des Kapitels

Aufnahme mythologischer Versatzstücke

„Nun lenkte Tag für Tag der Gott mit den hitzigen Wangen nackend sein gluthauchendes Viergespann durch die Räume des Himmels, und sein gelbes Gelock flatterte im zugleich ausstürmenden

---

31 Häfele, Joseph; Stammel, Hans: *Thomas Mann. Der Tod in Venedig*. Frankfurt a. M. 1992, S. 54.

Ostwind." (S. 49) Die Vielzahl der Partizipien, das gewählte Vokabular, die teilweise altertümliche Sprechweise, die Metaphorik und die Inversionen tun das Ihrige, um den genannten Eindruck zu erzeugen.

Erzähler erzeugt Ironie

Durch diese Stiladaption versetzt sich der Erzähler in die Perspektive Aschenbachs und bricht sie zugleich ironisch. Ironie erzeugt der Erzähler ebenfalls dadurch, dass er Aschenbach sich auf antike Literatur beziehen lässt, diese zitiert und durch die Diskrepanz von ursprünglicher Bedeutung des Zitierten und Aschenbachs jeweiliger Umdeutung, die dem Leser präsent ist, Freiheit und Distanz gegenüber dem Protagonisten ermöglicht.

Aschenbach interpretiert seine Situation in Venedig um, als würde er in einer von Homer beschriebenen Idylle leben:

> „Der wohlige Gleichtakt dieses Daseins hatte ihn schon in seinen Bann gezogen, die weiche und glänzende Milde dieser Lebensführung ihn rasch berückt. Welch ein Aufenthalt in der Tat, der die Reize eines gepflegten Badelebens an südlichem Strande mit der traulich bereiten Nähe der wunderlich-wundersamen Stadt verbindet!" (S. 50)

Aschenbach täuscht sich selbst

Wie sich Aschenbach also über den Zustand der von der Cholera durchsetzten Stadt täuscht, indem er sie zur Idylle umstilisiert, betrügt er sich auch mit der Zitation antiker Philosophie, die er benutzt, um seine Lebensführung zu rechtfertigen.

Suche nach harmonischen Verbindungen zwischen Geist und Schönheit

Er sucht nach der harmonischen Verbindung von Geist und Schönheit. Er will seine homoerotische, leidenschaftliche Liebe zu Tadzio vor sich selbst verbergen, indem er sie umdeutet zu einer Begegnung des Geistes mit dem Schönen. „Für Aschenbach scheint die Seele sich allein durch den sinnlichen Anblick eines Körpers mit

Hilfe von Amor schon zu Höherem erheben zu können."[32] So glaubt Aschenbach seinen Plutarch verstanden zu haben.

> „Dabei vergisst er aber Plutarchs Unterscheidung zwischen gemeinem und himmlischem Eros*Eros*: Beim Anblick eines Knaben führt nämlich nur der himmlische Eros*Eros* zum Geistigen. Der gemeine hat gegenteilige Folgen und verleitet zu sinnlicher Begierde."[33]

Aschenbach verliert zunehmend Distanz und Sicherheit

Welche Form des Eros Aschenbach verfolgt, zeigt sich an seinem Verhalten. Während er sich zunächst noch damit begnügte, „Nähe und Anblick des Schönen der Tagesregel und dem Glücke zu danken" (S. 63), lässt er sich jetzt dazu herab, Tadzio nachzustellen. „Er verfolgte ihn, er stellte ihm nach." (S. 63) Aschenbach will nicht bemerken, wie lächerlich er sich dadurch macht, dass er vor Tadzios Zimmertür Halt macht und sich „in völliger Trunkenheit an die Angel der Tür" (S. 66) lehnt. Das Trotzdem, aus dem er bislang gelebt hat, schwindet immer mehr. Jede Sicherung, jede Distanz geht ihm verloren. Einmal gedenkt er seiner Vorfahren und vergleicht sein Leben mit dem ihrigen, und er fragt sich, wie er vor ihnen bestehen könne:

> „Er dachte ihrer [der Vorfahren] auch jetzt und hier, verstrickt in ein so unstatthaftes Erlebnis, begriffen in so exotischen Ausschweifungen des Gefühls, gedachte der haltungsvollen Strenge, der anständigen Männlichkeit ihres Wesens und lächelte schwermütig. Was würden sie sagen?" (S. 66)

---

32 Ebd., S. 57.
33 Ebd.

In der Folge dieses Gedankengangs vermag es Aschenbach, sein jetziges Leben vor seinen Vorfahren und sich selbst zu rechtfertigen, indem er den Eros, dem er erliegt, seinem Leben als „besonders gemäß und geneigt“ (S. 66) interpretiert.

Aschenbach rechtfertigt sich selbst

> „Zahlreiche Kriegshelden [mit denen sich Aschenbach verglicht] hatten willig sein [des Eros] Joch getragen, denn gar keine Erniedrigung galt, die der Gott verhängte, und Taten, die als Merkmale der Feigheit wären gescholten worden, wenn sie um anderer Zwecke willen geschehen wären: Fußfälle, Schwüre, inständige Bitten und sklavisches Wesen, solche gereichten dem Liebenden nicht zur Schande, sondern er erntete vielmehr noch Lob dafür“ (S. 67).

So sieht sich Aschenbach. Anders will es jedoch der Erzähler, der Aschenbach einen „Verwirrten“ (S. 65) oder einen „Betörten“ (S. 67) nennt. Aschenbach ist „trunken“, nur er glaubt, mit seinen Schritten „den Weisungen des Dämons“ (S. 64) zu folgen.

Verwandtschaft zwischen verfallender Stadt und Aschenbachs verfallendem inneren Widerstand

Es verwundert darum nicht, dass Aschenbach immer heftiger „eine spürende und eigensinnige Aufmerksamkeit den unsauberen Vorgängen im Inneren Venedigs“ (S. 67) zukommen lässt, weil er eine innere Verwandtschaft zwischen der der Pest verfallenen Stadt und seinem verfallenden inneren Widerstand fühlt: „Er wandte sich jenem Abenteuer der Außenwelt zu, das mit dem seines Herzens dunkel zusammenfloss und seine Leidenschaft mit unbestimmten, gesetzlosen Hoffnungen nährte.“ (S. 67)

Solche Entgleisung, wie sie das fünfte Kapitel konstatiert, nimmt in dem vierten bereits seinen Ausgang, wenn es dort heißt, dass Aschenbach die „Ernüchterung“ meide und „dass der Rausch ihm zu teuer war“ (S. 56). Es kommt bei ihm zu einer merkwürdigen „Instinktverschmelzung von Zucht und Zügellosigkeit“ (S. 56). Aschenbach denkt nicht an eine Unterbrechung seiner Reise, vielmehr lässt er, „was Sonne, Muße und Meerluft ihm an täglicher Kräftigung zuführten, hochherzig-unwirtschaftlich aufgehen in Rausch und Empfindung“ (S. 57). So stimmt sich Aschenbach immer mehr in dionysisches Fühlen ein. Er wird vom Erzähler schließlich der „Berückte“ (S. 59) genannt, den „eine heilig entstellte Welt voll panischen Lebens einschließt“ (S. 58 f.).

Weil Aschenbach nicht mit Tadzio redet, bleibt dieser für ihn Projektionsfläche seiner leidenschaftlichen Wünsche, auch wenn er sich diese nicht eingestehen will: Die Sehnsucht „ist ein Erzeugnis mangelhafter Erkenntnis“ (S. 59). Und dem Objekt seiner Sehnsucht, Tadzio, kann Aschenbach, „verworfen, lächerlich und heilig, doch ehrwürdig auch hier noch“ (S. 61), sein ‚Ich liebe dich!‘ am Ende des vierten Kapitels als dessen vorbereiteten Höhepunkt entgegenrufen.

Tadzio bleibt Projektionsfläche seiner Wünsche

Das fünfte Kapitel

Aschenbachs Liebe zu Tadzio führt, so hat es das vierte Kapitel angedeutet, unweigerlich in den Tod. Und gleichsam sich beschleunigend im Erzählfluss führt das fünfte und letzte Kapitel auf diesen Punkt zu. Am Anfang ist die Rede von einem Aschenbach, der „einige die Außenwelt betreffende unheimliche Wahrnehmungen“ (S. 61) macht. Was sich bislang mit der in Venedig herrschenden Fäulnis, mit Krankheit oder Geruch nur andeutete, bekommt nun genauere Konturen.

Liebe führt in den Tod

Der Friseur, den Aschenbach aufsucht, redet von einem Übel, Maueranschläge warnen vor dem Genuss von Austern, ein Ladeninhaber spricht bezüglich des „fatalen Geruchs“ (S. 62) von Verfügungen der Polizei, die Zeitungen schweigen sich aus, und Aschenbach, statt weiter insistierend dem Grund nachzugehen, warum so viele Touristen das Hotel verlassen, ist das Geheimnisvolle nur ein Reiz,

Geheimnis der Stadt ist mit Aschenbachs geheimer Liebe zu Tadzio verbunden denn er hält dieses Geheimnis und das um seine Liebe zu Tadzio miteinander aufs Engste verbunden. Der sonst so auf das Maß und die Form bedachte Aschenbach verwandelt sich in eine Person, deren

> „Herz sich mit Genugtuung über das Abenteuer, in welches die Außenwelt geraten wollte, füllte. Denn der Leidenschaft ist, wie dem Verbrechen, die gesicherte Ordnung und Wohlfahrt des Alltags nicht gemäß, und jede Lockerung des bürgerlichen Gefüges, jede Verwirrung und Heimsuchung der Welt muss ihr willkommen sein, weil sie ihren Vorteil dabei zu finden unbestimmt hoffen kann." (S. 63)

Bei Aschenbach verschmelzen das „schlimme Geheimnis der Stadt" und sein „eigenstes Geheimnis, an dessen Bewahrung auch ihm so sehr gelegen war" (S. 63). Aschenbach, der bislang versucht hatte, ein „herbes, standhaftes und enthaltsames Leben" (S. 66) zu führen, weicht von dieser Lebensführung innerlich ab, indem er jenem „Abenteuer der Außenwelt, das mit dem seines Herzens dunkel zusammenfloss", seine ganze Aufmerksamkeit widmet und zugleich in sich seine „Leidenschaft mit unbestimmten, gesetzlosen Hoffnungen nährt" (S. 67).

Aschenbachs Niedergang

Wie weit dieser Niedergang Aschenbach geführt hat, zeigt sich in seiner Begegnung mit einer weiteren Figur aus dem Todesreigen. Es ist der Straßensänger, der Buffo, von dessen vulgärer Musik sich der Künstler Aschenbach nicht etwa distanziert, sondern Aschenbachs

> „Nerven nahmen die duldenden Klänge, die vulgären und schmachtenden Melodien begierig auf, denn die Leidenschaft lähmt den wählerischen Sinn und lässt sich allen Ernstes mit

> Reizen ein, welche die Nüchternheit humoristisch aufnehmen oder widerwillig ablehnen würde“ (S. 69).

Das Unsaubere, Fratzenhafte, Gesetzlose, Anarchische, das auch Aschenbachs Liebe zu Tadzio innewohnt, gewinnt in der Gestalt des Straßensängers seine symbolische Verkörperung.[34] Der Straßensänger ist „halb Zuhälter, halb Komödiant, brutal und verwegen, gefährlich und unterhaltend“ (S. 70). In seiner „Haltung von frecher Bravour“ (S. 70.) unternimmt er „unter Faxen und grüßendem Handschütteln einen grotesken Rundmarsch“ (S. 71).

Der Straßensänger

Und da jedes Mal, wenn ihn dieser Weg an Aschenbach vorbeiführt, dieser einen starken Karbolgeruch wahrnimmt und da es dieser „Possenreißer“ (S. 71) ist, den Aschenbach nach dem Übel in Venedig fragt, ordnen sich Aschenbach, der Buffo und die Cholera schließlich zu einer magischen Verbindung zusammen, so dass das Hohngelächter, das von dem Buffo bei dessen Abgang ertönt, speziell auf Aschenbach gemünzt zu sein scheint. Es erhält kommentierende Funktion. Aus dem Munde des vulgären Komödianten wird Aschenbachs Schicksal mit Hohngelächter belegt.

> „Sein dreister Schlussschlager mit dem Lachrefrain, in den die ganze Bande regelmäßig aus vollem Halse einfällt, wird zur grauenhaften Verdichtung einer anarchischen Situation. Dieses unverschämte, zur Terrasse emporgesandte Kunstlachen ist wie ein mystisches Hohngelächter der Hölle, das sich der gesamten Umwelt hemmungslos mitteilt.“[35]

---

34 Siehe: Wiese, Benno von: „Der Tod in Venedig“. In: ders.: *Die deutsche Novelle von Goethe bis Kafka*. Düsseldorf 1956, S. 320.

35 Ebd., S. 321.

Das Hohngelächter der Todesfigur ist die „furchtbarste Stelle in der ganzen Erzählung, das groteske Lachen im verseuchten Venedig, dieses völlige Hinabgleiten ins Zuchtlose, Widrige, grausam Komische“[36]. Auffällig ist, wie sich in dem Buffo der Fremde am Münchener Friedhof wiederfindet und zugleich doch in bezeichnender Weise abgewandelt ist.

Der Buffo ähnelt dem Fremden aus München

Er ähnelt dem Fremden im hageren Hals, der große Adamsapfel wird genannt, das rote Haar haben beide Personen, ebenso die rötlichen Brauen, das Stumpfnasige. Beide sind mager und tragen keinen Bart. In den Furchen zwischen den Augen ähneln sie sich, und erneut ist davon die Rede, dass man die Zähne sehen könne. Durch die von ihm geschnittenen Grimassen scheint aber auch etwas von dem falschen Jüngling, dem Aschenbach auf dem Schiff begegnete, im Buffo durch.

Beide Gestalten werden außerdem dadurch miteinander verknüpft, dass sie beide ihre Zunge schlüpfrig wie etwas Zweideutiges im Mundwinkel spielen lassen. So vermischt sich in der Gestalt des Gitarristen als der letzten Gestalt in der Reihe „von Boten des Grauens alles herrisch Wilde, aber auch alles peinlich Widerwärtige und Indiskrete, das ihnen anhaftet“[37].

Das Gelächter des Gitarristen, der Venedig durchsetzende Hospitalgeruch und die Nähe des Schönen verknüpfen sich für Aschenbach so stark miteinander, dass sie ihn in einen „Traumbann verweben, der unzerreißbar und unentrinnbar sein Haupt, seinen Sinn umfangen hielt“ (S. 73). Zum einen hat Aschenbach das Gefühl, in einen Bann geschlagen zu sein, zum anderen sieht er sich einem reißenden Strom der Zeit ausgesetzt, der ihn dem Tod entgegenführt. So hat Aschenbach plötzlich die Erinnerung an das Stunden-

36 Ebd.
37 Ebd.

glas, Symbol verrinnenden Lebens, als der Gitarrist endgültig die Gesellschaft verlassen hat:

Sanduhr als Todessymbol

> „Die Nacht schritt vor, die Zeit verfiel. Im Hause seiner Eltern, vor vielen Jahren, hatte es eine Sanduhr gegeben, – er sah das gebrechliche und bedeutende Gerätchen auf einmal wieder, als stünde es vor ihm. Lautlos und fein rann der rostrot gefärbte Sand durch die gläserne Enge, und da er in der oberen Höhlung zur Neige ging, hatte sich dort ein kleiner, reißender Strudel gebildet." (S. 74)

Es ist diese Textstelle, die nochmals direkt auf Aschenbachs bevorstehenden Tod deutet, und auch der Traum, in den Aschenbach in einer der folgenden Nächte verfällt, angeregt durch das Gespräch mit dem Engländer in dem Reisebüro, deutet auf seinen Tod hin, indem sich ihm in dem „furchtbaren Traum" der „fremde Gott" offenbart (S. 78). In diesem Traum stirbt Aschenbachs Seele, denn, obwohl sich Aschenbach lange gegen das Fremde zu wehren versucht, gibt er schließlich auf, und seine Seele „kostet Unzucht und Raserei des Unterganges" (S. 80).

Aschenbach überlässt sich der Gewalt des Chaos

Aschenbach, der so sehr auf Sittlichkeit geachtet und sein Leben daraufhin ausgerichtet hatte, überlässt sich ganz der Gewalt des Chaos. Aschenbach, der vergeblich versucht, das „Seine gegen den Fremden zu schützen" (S. 79), wird ganz eins mit den Gestalten, die das „obszöne Symbol" (S. 79), den Phallus, umtanzen und „die Stachelstäbe einander ins Fleisch stießen und das Blut von den Gliedern leckten" (S. 80). In dieser Raserei stirbt für Aschenbach das Sittengesetz (s. S. 80); er, der „Einsame", wie er immer wieder genannt wird (s. z. B. S. 77), verwirft „Kunst und Tugend" und wendet sich den „Vorteilen des Chaos" (S. 78) zu.

Verjüngung macht Aschenbach lächerlich

Aschenbachs Entwürdigung geht so weit, dass er schließlich, wie an einem „Narrenseile" gezogen, seiner „unziemlichen Hoffnung nachstiehlt" (S. 83). Vorher hat er sich selbst von einem Coiffeur verjüngen lassen, also jene lächerliche Gestalt angenommen wie der falsche Jüngling auf dem Schiff, das ihn nach Venedig übersetzte.

Anfang und Ende

Wie so Ankunft und ‚Ende' des Venedig-Aufenthaltes miteinander korrespondieren, findet sich Aschenbach, der „unter der Schminke Fiebernde" (S. 82), am Ende auch wieder dort ein, wo er zu Beginn seines Venedig-Aufenthaltes schon einmal gesessen hat: „Ein kleiner Platz, verlassen, verwunschen anmutend, öffnete sich vor ihm, er erkannte ihn, es war hier gewesen, wo er vor Wochen den vereitelten Fluchtplan gefasst hatte." (S. 83)

Die Erdbeeren

Bezeichnenderweise isst Aschenbach auf dem Weg zu diesem Platz gerade jene Erdbeeren, die er kurz zuvor in einem kleinen Gemüseladen gekauft hat und die ihm, auch wenn es an keiner Stelle des Textes explizit gesagt wird, die tödliche Cholera bringen. Er lässt sich nieder auf den Stufen der Zisterne, die sich inmitten des Platzes befindet. Was aus ihm geworden ist, beschreibt der Erzähler mit folgenden Worten, indem auch er noch einmal das Bild des früheren Aschenbach ins Gedächtnis ruft:

> „Er saß dort, der Meister, der würdig gewordene Künstler, der Autor des Elenden, der in so vorbildlich reiner Form dem Zigeunertum und der trüben Tiefe abgesagt, dem Abgrunde die Sympathie gekündigt und das Verworfene verworfen hatte, der Hochgestiegene, der, Überwinder seines Wissens und aller Ironie entwachsen, in die Verbindlichkeiten des Massenzutrauens sich gewöhnt hatte, er, dessen Ruhm amtlich, dessen Name geadelt war und an dessen Stil die Knaben sich zu bilden angehalten wurden." (S. 83 f.)

Was ist aus diesem Vorbild Aschenbach geworden? Ein einem Knaben verfallener, höriger Mensch, der durch Venedig ‚zigeunert', selbst ein zutiefst Elender, entwürdigt, nahe dem inneren und äußeren Abgrund. Es ist ein Aschenbach, der als ‚Hochgestiegener' tief ‚gefallen' ist und dem es wohl an jener Ironie zu sich selbst gemangelt hat, deren auch seine literarischen Werke entbehrten.

Aschenbach erkennt, dass es keinen Weg des Künstlers zum Geist über die Schönheit gibt

Wie Aschenbach zuvor den Traum vom fremden Gott träumte, gibt sich an der Zisterne erneut „sein halb schlummerndes Hirn an eine seltsame Traumlogik" (S. 84), und Aschenbach sinnt in diesem geistigen Dämmerzustand der Schönheit nach, indem er den Dialog zwischen Sokrates und Phaidros weiterspinnt und erkennen muss, dass der von ihm für möglich gehaltene Weg des Künstlers zum Geiste über die Schönheit nicht gangbar ist, zumindest nicht für ihn. Ihm ist dieser Weg nun ein „gefährlich-lieblicher Weg, wahrhaft ein Irr- und Sündenweg, der mit Notwendigkeit in die Irre leitet" (S. 84). Aschenbachs Begründung in seiner ‚Traumlogik' lautet:

> „Denn du musst wissen, dass wir Dichter den Weg der Schönheit nicht gehen können, ohne dass Eros*Eros* sich zugesellt und sich zum Führer aufwirft. […] Siehst du nun wohl, dass wir Dichter nicht weise noch würdig sein können? Dass wir notwendig in die Irre gehen, notwendig liederlich und Abenteurer des Gefühls bleiben? Die Meisterhaltung unseres Stiles ist Lüge und Narrentum, unser Ruhm und Ehrenstand eine Posse, das Vertrauen der Menge zu uns höchst lächerlich, Volks- und Jugenderziehung durch die Kunst ein gewagtes, zu verbietendes Unternehmen. Denn wie sollte wohl der zum Erzieher taugen, dem eine unverbesserliche und natürliche Richtung zum Abgrunde eingeboren ist?" (S. 84.)

Nachdem Aschenbach dann die „auflösende Erkenntnis“ verwirft, weil sie notwendigerweise zum Abgrund führte, ja sogar „der Abgrund sei“, verwirft er auch die Schönheit, denn „Form und Unbefangenheit führen zum Rausch und zur Begierde, führen den Edlen vielleicht zu grauenhaftem Gefühlsfrevel, den seine eigene schöne Strenge als infam verwirft, führen zum Abgrund“ (S. 84 f.).

Stiller Monolog Aschenbachs

Wenn Aschenbach gegenüber Phaidros dann seinen stillen Monolog mit der Bemerkung abschließt, er wolle nun gehen, verweist diese Formulierung auf Aschenbachs bevorstehenden Tod, dem er erliegt, als er, der „Schauende, dort saß, wie er einst gesessen, als zuerst, von jener Schwelle zurückgesandt, dieser dämmergraue Blick [Tadzios] dem seinen begegnet war“ (S. 87).

So knüpft der letzte Abschnitt wieder an vorher Gesagtes an, wie es häufig im letzten Kapitel der Fall ist. Wieder hat Aschenbach seinen Platz am Meer eingenommen, er schaut den Kindern beim Spielen zu und betrachtet nun Tadzio, wie dieser sich zur Sandbank begibt, dort „wandelt“, eine „höchst abgesonderte und verbindungslose Erscheinung, mit flatterndem Haar dort draußen im Meere, im Winde, vorm Nebelhaft-Grenzenlosen“ (S. 87).

Tod Aschenbachs

Aschenbach verfolgt mit seinem Blick die Bewegungen „des draußen Schreitenden“, dann sinkt sein Haupt auf seine Brust nieder, seine Augen sehen nach unten, aber vor seinem inneren Blick ist es Aschenbach so, als „ob der bleiche und liebliche Psychagog dort draußen ihm lächle, ihm winke; als ob er, die Hand aus der Hüfte lösend, hinausdeute, voranschwebe ins Verheißungsvoll-Ungeheure“ (S. 87). Mit diesem inneren Gesicht, mit dieser im Konjunktiv formulierten Vision stirbt Aschenbach, die Hilfe, die dem „Hinabgesunkenen“ zuteil wird, kommt zu spät. Die ‚Welt‘ erfährt noch „desselben Tages“ die Nachricht von seinem Tode.

4. REZEPTIONSGESCHICHTE

ZUSAMMEN-FASSUNG

Im Jahre 1971 verfilmte der italienische Regisseur Luchino Visconti Thomas Manns Novelle *Der Tod in Venedig*. Dabei hielt er sich einerseits sehr streng an die erzählerische Vorlage, wich aber andererseits in entscheidenden Handlungselementen von der Novellenvorlage ab.

Urs Jenny liefert in seiner Rezension der Verfilmung einen guten Einblick in die Art der Verfilmung, wenn er schreibt:

Großer Unterschied zw. Film- und Romanfigur Aschenbach

> „Ein schmächtiger, verkrampfter, verhemmter Mann um die Fünfzig, der seine Beine mühsam nachzieht, ein Geschlagener, an sich selbst Irregewordener, ein Hilfloser, der die auf ihn eindringende Außenwelt mit verschreckten Augen wahrnimmt, und – weil er unfähig ist, seine Unsicherheit zu verbergen – selbst vom Personal des Grand Hotel Les Bains am Lido mit schamlos herablassender Freundlichkeit empfangen wird. Ich beschreibe die Figur, um deutlich zu machen, dass dieser Gustav von Aschenbach sich prinzipiell unterscheidet von jenem herrisch straffen, in der Maske seiner unangefochtenen Autorität fast erstarrten preußischen Dichterfürsten namens Gustav von Aschenbach, der in Thomas Manns Novelle *Der Tod in Venedig* am Lido im Grand Hotel Les Bains absteigt. Im Groben wie in zahlreichen Details hat Luchino Visconti Thomas Manns Werk mit verblüffender Akribie in Filmbilder umgesetzt – aber die Hauptgestalt hat er dabei auf unheimliche Weise verwandelt; falls es sich noch um eine Thomas-Mann-Figur handelt, dann um

Adrian Leverkühn, der hier unter dem Pseudonym Gustav von Aschenbach auftritt.

[…] Sprache spielt in diesem Film eine geringe und lästige Rolle (ein Wortwechsel zwischen Aschenbach und Tadzio wäre ohnehin undenkbar); das Uninteressanteste, Flachste sind sicher jene Rückblenden, in denen auf Digest-Manier das Pensum Thomas Mann'scher Ästhetik-Diskussion abgespielt wird. Alles Innere, was sich durch Sprache, gerade im Film, immer nur plump und umschreibend mitteilen lässt, drückt sich hier triumphal durch Musik aus: Vielleicht verdankt Visconti Gustav Mahler mehr als Thomas Mann, sicher der Musik mehr als der Literatur."[38]

Im Film ist Aschenbach Musiker

Das heißt, die wichtigste Veränderung, die Visconti vorgenommen hat, ist die, dass er aus dem Schriftsteller von Aschenbach einen Musiker gemacht hat, der, unterstützt durch die Filmmusik (3. und 5. Sinfonie), Züge Gustav Mahlers trägt. Zum anderen stellt Visconti Verknüpfungen zwischen dem *Tod in Venedig* und dem Spätwerk Thomas Manns, vor allem dem *Faustus*-Roman, her.

Verknüpfung mit Spätwerk Th. Manns

Anders als Urs Jenny äußert sich Rolf Günter Renner zur Verfilmung:

Netz neuer Beziehungen

„In der Verfilmung des *Tod in Venedig* aus dem Jahre 1971 besticht einerseits die stringente Verknüpfung von optischen und musikalischen Sequenzen, andererseits erschließt die filmische Interpretation Viscontis auch die Beziehung des Novellentextes zum Spätwerk Thomas Manns. Auf doppelte Weise entsteht so ein Netz von neuen Beziehungen, das die von der Erzählung

38 Jenny, Urs in: *Filmkritik*, 15. Jg. 1971, Nr. 7, S. 378 ff.

vorgegebenen umgreift, erweitert und zugleich eine neue Strukturlinie im Gesamtwerk Manns aufzeigt.

Darstellung Aschenbachs interpretatorisch überzeugend

Die auf den ersten Blick gewagte Darstellung Aschenbachs als Musiker und seine Stilisierung nach dem Vorbild Mahlers erweist sich als interpretatorisch überzeugend. Denn so wie die Musik Mahlers die Spätphase und Endzeit einer musikalischen Tradition und Ordnung repräsentiert und zugleich in spannungsvoller Beziehung zum Neuen steht, will auch Thomas Mann die Tradition bewahren und dennoch zu einem neuen Schreiben finden. Nicht anders verteidigt die Novellenfigur Aschenbach ihr Stilideal der Klassizität und erreichten Meisterschaft gegen die Anforderungen der Zeit und eine in ihr selbst aufbrechende Sehnsucht nach einem neuen Schreiben.

Eingefügte Diskurse über Kunst als Rückblenden

Die in den Film eingefügten Diskurse über die Kunst sind teils Rückblenden auf Gespräche Aschenbachs mit einem erfundenen Freund Alfred, teils sind sie durch eine Stimme aus dem Off vorgestellt. Sie reichen von den im Text der Novelle wiedergegebenen platonischen Dialogen bis zu einer an Adorno orientierten Philosophie der modernen Kunst und Musik, die Passagen eines Gesprächs zwischen Adrian Leverkühn und seinem Freund Zeitblohm in Kapitel VII des ‚Faustus'-Romans wiedergibt. Ohne Frage ist es gerechtfertigt und naheliegend, die im *Tod in Venedig* vorgestellte psychologische und ästhetische Problematik mit jener im ‚Faustus'-Roman zu verbinden, denn diese ist ohne Zweifel einer Wiederaufnahme und Potenzierung des im Frühwerk schon Skizzierten.

Neben dieser inhaltlichen Deutung kommt eine filmspezifische zum Tragen. Das Verfahren der Rückblende erschließt nicht nur die künstlerische Vorgeschichte Aschenbachs, sondern auch die im Text nur peripher angedeutete familiale. Gerade dadurch, dass sich der Film allein auf die venezianische Geschichte des

> Künstlers konzentriert, erhalten seine Bild-Tonsequenzen besondere Dichte und Evidenz.“[39]

Anders als Renner misst T. J. Reed die Verfilmung an der Intention und Leistung von Thomas Mann, billigt also der filmischen Version kein mediales Eigenrecht zu, wie es schon Urs Jenny getan hat. Reed urteilt wie folgt:

Film zerstöre Novellengewebe

> „Fast alles an der Visconti'schen Verfilmung verfehlt Intention und Leistung Thomas Manns. Zusätze, Weglassungen und Änderungen durch den Regisseur zerstören das Gewebe von Beziehungen, das der Novellist in feinster Kleinarbeit aufgebaut hatte. Schon der für die ‚sittliche Fabel' unentbehrliche kanonische Status Aschenbachs geht verloren. Der Komponist (Visconti hat nämlich den Helden in einen Musiker verwandelt) wird von einem hinzuerfundenen Freund in einer in jedem Sinn peinlichen Szene angeschrien, sein Werk wird bei einer Aufführung in seiner Gegenwart ausgepfiffen. Aber ohne den anfänglich unanzweifelbaren künstlerisch-gesellschaftlichen Rang Aschenbachs verliert sein Fall die für die Novelle konstitutive Ironie. Verloren geht auch jeder Zusammenhang zwischen seiner Entwicklung und dem Liebesabenteuer. Entfaltet sich doch bei Thomas Mann die Liebe des Schriftstellers zu Tadzio aus der vermeintlich rein ästhetischen Bewunderung für das plastisch Schöne, die aus den bewussten Grundsätzen seiner ‚gewollten Klassizität' erwächst. Dem kann in der musikalischen Kunst, der eine der literarischen analoge Behandlung oder Verkörperung moralischer Werte nicht leicht möglich ist, nichts entsprechen.

Ironie und Entwicklung Aschenbachs gehen verloren

---

39 Renner, Rolf Günter *Verfilmungen der Werke von Thomas Mann.* In: Helmut Koopmann (Hg.): Thomas-Mann-Handbuch. Mensch und Zeit – Werk – Rezeption. Stuttgart 1990, S. 801 f.

> Sind diese Hauptfäden gebrochen, so fallen Fragen des Details kaum mehr ins Gewicht. Über den Verzicht auf einen noch fast naiven, knabenhaften Tadzio zugunsten eines alles andere als naiven Halbwüchsigen brauchen keine Worte verloren zu werden. Es bleibt am Ende die Schönheit Venedigs übrig, die ihre Wirkung nicht verfehlen kann.“[40]

Auch Wolfram Schütte geht mit Visconti scharf ins Gericht, indem er den Verlust an Ironie durch die Übersetzung in ein anderes Medium konstatiert:

Entscheidende Veränderungen nicht positiv

> „Visconti hat die 1912 erschienene umfangreiche Novelle Thomas Manns an einigen Stellen entscheidend verändert. So ist die große Auseinandersetzung, die sich anhand des platonischen Phaidros-Dialogs über die Kunst, die Schönheit, die Pflicht und die Leidenschaft durch die ganze Novelle zieht und die nietzscheanische Polarität von Dionysischem und Apollinischem in der Kunst diskutiert, zu kurzen, unglücklich chargierten Rückblenden verkümmert, welche das Bewusstsein Aschenbachs wie versprengte Gewissensreste durchziehen. Die doppelte Erzählperspektive des Ironikers Mann schrumpfte zur einzigen Perspektive Aschenbachs.“[41]

---

40 Reed, Terence James: *Thomas Mann. Der Tod in Venedig*. Text, Materialien, Kommentar. München 1983, S. 173 f.

41 Schütte, Wolfram: *Kommentierte Filmographie*. In: Peter W. Jansen, W. Schütte: Luchino Visconti. München 1975, S. 118.

5. MATERIALIEN

Textparallelen zu Platons Dialogen

In die Erzählung *Der Tod in Venedig* hat Thomas Mann passagenweise Textstücke aus den Dialogen Platons montiert. Dies sei an einem Beispiel verdeutlicht. Der Abschnitt auf den Seiten 42 f. „So dachte der Enthusiasmierte; […] entspringt." zeigt folgende Parallelen zu den von Schleiermacher ins Deutsche übersetzten Platon-Dialogen: Phaidros 230 B/C; Phaidros 250 D/251 A und Gastmahl 180 B.

Phaidros 230 B/C:

„Bei der Here! dies ist ein schöner Aufenthalt. Denn die Platane selbst ist prächtig belaubt und hoch und des Gesträuches Höhe und Umschattung gar schön, und so steht es in voller Blüte, dass es den Ort mit Wohlgeruch ganz erfüllt. Und unter der Platane fließt die lieblichste Quelle des kühlsten Wassers, wenn man seinen Füßen trauen darf. Auch scheint hier nach den Statuen und Figuren ein Heiligtum einiger Nymphen und des Acheloos zu sein. Und wenn du das suchst, auch die Luft weht hier willkommen und süß und säuselt sommerlich und lieblich in den Chor der Zikaden. Unter allem am herrlichsten aber ist das Gras am sanften Abhang in solcher Fülle, dass man hingestreckt das Haupt gemächlich kann ruhen lassen. Kurz, du hast vortrefflich den Führer gemacht, lieber Phaidros."[42]

42 Zit. nach Platon: *Sämtliche Werke.* Nach der Übersetzung von Friedrich Schleiermacher mit der Stephanus-Numerierung, hg. v. Walter F. Otto u. a., Hamburg 1958, Bd. 4, S. 12 f.

Phaidros 250 D/251 A:

„Denn das Gesicht ist der schärfste aller körperlichen Sinne, vermittels dessen die Weisheit zwar nicht geschaut wird – denn sehr heftige Liebe würde sie wohl erregen, wenn uns von ihr ein so helles Ebenbild dargeboten würde für das Gesicht – noch auch das andere Liebenswürdige; sondern nur der Schönheit ist dieses zuteil geworden, dass sie uns das Hervorleuchtendste ist und das Liebreizendste. Wer nun nicht noch frischen Andenkens ist oder schon verderbt, der wird auch nicht heftig von hier dorthin gezogen zu der Schönheit selbst, indem er, was hier ihren Namen trägt, erblickt; so dass er es auch nicht anschauend verehrt, sondern der Lust ergeben, gedenkt er sich auf tierische Art zu vermischen, und roher Weise sich ihm nahend, fürchtet er sich nicht noch scheut sich, widernatürlich der Lust nachzugehen. Wer aber noch frische Weihung an sich hat und das Damalige vielfältig geschaut, wenn der ein gottähnliches Angesicht erblickt oder eine Gestalt des Körpers, welche die Schönheit vollkommen darstellen: So schaudert er zuerst, und es wandelt ihn etwas an von den damaligen Ängsten, hernach aber betet er sie anschauend an wie einen Gott, und fürchtete er nicht den Ruf eines übertriebenen Wahnsinns, so opferte er auch, wie einem heiligen Bilde oder einem Gotte, dem Liebling."[43]

Gastmahl 180 B:

„Denn göttlicher ist der Liebhaber als der Liebling, weil in ihm der Gott ist. Deshalb haben sie auch den Achilleus höher als die Alkestis geehrt durch Absendung in die Inseln der Seligen."[44]

---

43 Ebd., S. 31 f.
44 Ebd., Bd. 2, S. 213.

6. PRÜFUNGSAUFGABEN MIT MUSTERLÖSUNGEN

Unter www.königserläuterungen.de/download finden Sie im Internet zwei weitere Aufgaben mit Musterlösungen.

Die Zahl der Sternchen bezeichnet das Anforderungsniveau der jeweiligen Aufgabe.

Aufgabe 1 *

Analysieren Sie den ersten Abschnitt der Erzählung *Der Tod in Venedig* auf seine Funktion als Exposition hin.

Mögliche Lösung in knapper Fassung:

EINORDNUNG

Das erste Kapitel nimmt die Aufgabe der Exposition wahr. Hier werden die wichtigsten Charaktere vorgestellt, hier wird in Ort und Zeit eingeführt, hier wird auch der grundlegende Konflikt angedeutet und durch das bewegende Moment die Handlung in Gang gebracht.

ANALYSE

Aschenbach wird vorgestellt, mit dem Fremden tauchen andeutungsweise die anderen Figuren auf, denen Aschenbach im Laufe der Novelle begegnet, denn sie sind – selbst Tadzio eingeschlossen – nur Abwandlungen dieser einen Figur, die wiederum nur eine bislang in Aschenbach verdeckte Seite repräsentiert. Bereits im ersten Abschnitt des Kapitels wird er als jemand dargestellt, der sich in einer Krise befindet, obwohl er selbst davon nichts merkt und sich auch nach außen hin nichts anmerken lässt.

Schon die erste Nennung seines Namens ist charakteristischerweise eine Doppelung: „Gustav Aschenbach oder von Aschenbach" (S. 7), so lautet der Beginn der Novelle. Er stellt einen doppelgesichtigen Aschenbach vor, einen privaten (Gustav Aschenbach) und einen öffentlichen Aschenbach (von Aschenbach), wie Aschenbach nach seiner Nobilitierung heißt. Die Fortsetzung der Novelle wird nun jenen Prozess beschreiben, wie ein unbekannter Aschenbach immer mehr durch einen zur öffentlichen Person gewordenen Aschenbach hindurchbrechen wird.

Aber nicht nur der Anfang der Novelle ist voll von Vorausweisungen. Dies ist ein Zug, der für das gesamte erste Kapitel gilt: Der falsche Hochsommer – es ist erst Anfang Mai – verweist auf die Themen Falschheit, Täuschung und Enttäuschung in Bezug auf Aschenbachs Leben.

Dass Aschenbach, noch während er auf die Tram wartet, die ihn wieder nach Hause bringen soll, gerade den fremden Mann bemerkt, der „seinen Gedanken eine völlig andere Richtung gab" (S. 8), ist einer der ersten Zufälle, von denen Aschenbachs weiterer Lebensweg geleitet werden soll.

Er sieht den Fremden ausgerechnet am Friedhof, womit das Thema des Todes angesprochen ist. Der Fremde ist die erste der vielen Todesfiguren, die Aschenbachs zukünftige Reise nach Venedig bzw. in den Tod begleiten, besser leiten werden. Der Fremde trägt andeutungsweise alle die Merkmale, die auch den anderen Figuren eigen sind. Als Fremder erinnert er an den fremden Gott, an Dionysos. Das Dionysische in Aschenbach wird er hervorlocken, so dass es nicht verwundern muss, wenn in Aschenbach plötzlich durch den Fremden eine Reiselust geweckt wird, die ihn befällt:

In seiner Imagination stellt sich für Aschenbach das Bild einer Landschaft ein, ein tropisches Sumpfgebiet, eine „Urweltwildnis" (S. 10), wo er schließlich sogar die funkelnden Augen eines Tigers sieht. Dieses Bild einer Landschaft, das von Aschenbach in diesem Augenblick gleichsam Besitz ergreift, weist auf seinen „furchtbaren Traum" (S. 78) voraus, in dem er dem fremden Gott begegnen wird.

Der sich selbst kontrollierende Aschenbach reagiert mit Entsetzen auf seinen Tagtraum, aber diesem sich beherrschenden Aschenbach tritt ein zweiter Aschenbach an die Seite, ein Aschenbach, der sich verlockt fühlt und der dieser Verlockung nachgibt, seine Askese aufgibt und die Maske fallen lässt. Der Weg in den Tod, den Aschenbach mit dem ersten Kapitel antritt, ist darum auch ein Weg fortschreitender Demaskierung, ein Weg in die Fremde und in das Fremde, ein Weg zu einem neuen Gott, Dionysos. Es ist der Weg in den Tod und zugleich in die Ekstase.

Aufgabe 2 *

Welche Ähnlichkeiten im Aufbau weist Thomas Manns Erzählung *Der Tod in Venedig* mit einer Tragödie auf?

Mögliche Lösung in knapper Fassung:

Die Novelle lässt sich auf das Schema einer Tragödie übertragen (Exposition, erregendes Moment, Höhe- und Wendepunkt, Retardation, Katastrophe).

VERGLEICH

Sie ist wie eine Tragödie in fünf Abschnitte, entsprechend den fünf Akten einer Tragödie, unterteilt, wobei allerdings der zweite mit dem ersten Abschnitt ausgetauscht werden müsste:

Im ersten Kapitel wird der Konflikt ausgelöst. Der Fremde, den Aschenbach am Münchener Nordfriedhof sieht, löst in ihm eine Reiselust aus, der er dann zu Beginn des dritten Abschnitts nachkommt, nachdem im zweiten Abschnitt die Vorgeschichte nachgeholt worden ist.

Das dritte Kapitel stellt insofern den Höhepunkt der Tragödienhandlung dar, als in ihm der Kampf zwischen Bleiben und Abreise ausgetragen wird.

Das vierte Kapitel als Retardation beschreibt die Entwicklung der Liebe Aschenbachs zu Tadzio. Die Katastrophe stellt sich dann im fünften Kapitel mit dem Ausbruch der Cholera und dem Tod Aschenbachs ein.

So sehr auch der Aufbau des *Tod in Venedig* dem einer klassischen Tragödie gleicht, diese Reminiszenz bleibt doch nur bewusstes Zitat einer literarischen Tradition, die zugleich ironisch unterlaufen wird, denn der hohe Ton der Tragödie will sich nicht einstellen, weil immer wieder der Erzähler mit seiner Erzählweise, den eingenommenen Perspektiven und den fast parodistischen Zügen den hohen Ton ironisch unterläuft.

Aufgabe 3 ***

Beschreiben Sie die einzelnen Phasen der künstlerischen Entwicklung Aschenbachs, die er vor seinem Antritt der Reise nach Venedig genommen hat.

Mögliche Lösung in knapper Fassung:

EINLEITUNG

Aschenbachs ganzes Wesen ist auf Ruhm abgestellt: Beinahe noch Gymnasiast, hat er sich schon einen Namen gemacht, zehn Jahre später hat er zu repräsentieren gelernt. „Der Vierziger hatte, ermattet von den Strapazen und Wechselfällen der eigentlichen Arbeit, alltäglich eine Post zu bewältigen, die Wertzeichen aus aller Herren Länder trug." (S.14) Aschenbach sieht sich in seinem Werk auf Leistung verpflichtet, ‚Durchhalten' ist sein Arbeitsprinzip. Er hat verschiedene literarische Strömungen mit seinem Werk durchlaufen, bis er zu einer Form des Klassizismus findet, die ihn sogar zum Schulbuchautor hat werden lassen. Von ihm stammt ein Epos über Friedrich den Großen, ein Roman *Maja*, eine Erzählung *Ein Elender* und eine Abhandlung über *Geist und Kunst*. Dies sind die Werke, die eigens Erwähnung finden. Er hat sich damit den „Glauben des breiten Publikums und die bewundernde, fordernde Teilnahme der Wählerischen" (S. 14.) erobert.

ERLÄUTERUNG

Bevor sich Aschenbach zum Klassizismus wandte, war er in seinen schriftstellerischen Anfängen wohl Vertreter des Naturalismus, so dürfte man wohl folgern, wenn von dem ‚frühen' Aschenbach gesagt wird, dass mit seinem Werk vom *Elenden* in der „Wucht des Wortes, mit welchem hier der Verworfene verworfen wird", sich die Abkehr von dem „moralischen Zweifelsinn, von jeder Sympathie mit dem Abgrund", ankündige (S. 18). Die Absage an die Laxheit des Mitleidssatzes, dass alles verstehen alles verzeihen heiße, zeige überdies an, dass sich in Aschenbachs Werk das „Wunder der wiedergeborenen Unbefangenheit" ereignet hat (S. 18). Aschenbachs „edler und tüchtiger Geist" hat sich gegen den „scharfen und bitteren Reiz der Erkenntnis" (S. 17) gewandt, der Künstler war vom Erkenntnisekel so infiziert, dass er sich nun ganz dem „Erstarken seines Schönheitssinnes" (S. 17) hingibt und nach jener klassizistischen „adeligen Reinheit, Einfachheit und Ebenmäßigkeit der Formgebung" sucht, die seinen Werken in der nächsten Schaffensphase das „gewollte Gepräge der Meisterlichkeit und Klassizität verlieh" (S. 18). Ein Urteil über diese Kunstform schiebt der Erzähler selbst an dieser Textstelle in Form einer Frage ein. Es heißt dort:

„Aber moralische Entschlossenheit jenseits des Wissens, der auflösenden und hemmenden Erkenntnis, – bedeutet sie nicht wiederum eine Vereinfachung, eine sittliche Vereinfältigung der Welt und der Seele und also auch ein Erstarken zum Bösen, Verbotenen, zum sittlich Unmöglichen? Und hat Form nicht zweierlei Gesicht? Ist sie nicht sittlich und unsittlich zugleich, – sittlich als Ergebnis und Ausdruck der Zucht, unsittlich aber und selbst widersittlich, sofern sie von Natur eine moralische Gleichgültigkeit in sich schließt, ja wesentlich bestrebt ist, das Moralische unter ihr stolzes und unumschränktes Szepter zu beugen?“ (S. 18)

Der Erzähler schiebt diese aufgeworfen Fragen, ohne Antwort zu geben, mit einem „Wie dem auch sei!“ (S. 18) beiseite, aber an späterer Stelle, nachdem Aschenbach seinen Weg durchschritten hat, kurz vor seinem Tode, kommt er zu der Erkenntnis, die wie ein antwortendes Echo zu der gerade zitierten Stelle klingt:

„So sagen wir etwa der auflösenden Erkenntnis ab, denn die Erkenntnis [...] hat keine Würde und Strenge; sie ist wissend, verstehend, verzeihend, ohne Haltung und Form; sie hat Sympathie mit dem Abgrund, sie ist der Abgrund. Diese also verwerfen wir mit Entschlossenheit, und fortan gilt unser Trachten einzig der Schönheit, das will sagen der Einfachheit, Größe und neuen Strenge, der zweiten Unbefangenheit und der Form. Aber Form und Unbefangenheit [...] führen zum Rausch und zur Begierde, führen den Edlen vielleicht zu grauenhaftem Gefühlsfrevel, den seine eigene schöne Strenge als infam verwirft, führen zum Abgrund, zum Abgrund auch sie.“ (S. 84 f.)

Aufgabe 4 ***

Begründen Sie mithilfe des Textes, warum Thomas Mann gerade Venedig zum Schauplatz seiner Erzählung machte.

Mögliche Lösung in knapper Fassung:

EINORDNUNG

Dass Thomas Mann für Aschenbach Venedig als den Ort seiner Destination wählt, hat sicherlich nicht nur damit zu tun, dass er selbst gerade diese Stadt bei seiner Reise 1911 aufgesucht hatte. Das Bild, das er und der ihm zeitgenössische Leser von Venedig hat, ist bereits eine literarisch präformierte ‚Stadtansicht‘, die Thomas Mann geradezu zwingt, Venedig als Ziel vor Aschenbachs Augen erscheinen zu lassen, denn die Literatur vor Thomas Mann hatte ein Venedig-Bild errichtet, das diese Stadt und den Tod und ebenfalls diese Stadt und die Dekadenz einander nahegerückt hatte.

ERLÄUTERUNG

Es waren vor allem die deutschsprachige, die französische und die englische Literatur und die Reisebeschreibungen gewesen, die ein solches Venedig-Bild erzeugt hatten und mit der Nennung von Venedig den Leser zugleich Vorstellungen von Schönheit, Untergang und Tod assoziieren ließen. Die Namenskette der Autoren ist lang. Sie reicht zurück ins 18. Jahrhundert und bildet einen Schwerpunkt im 19. Jahrhundert. Es gehören dazu: Goethe, Byron, Platen, Theophile Gautier, E. T. A. Hoffmann, Alfred de Musset, Hofmannsthal, Rilke, Nietzsche und Wagner.

Besonders dürften es die beiden letztgenannten und August von Platen gewesen sein, die Thomas Mann ihr Venedig-Bild vermittelten, mit dem er dann im *Tod in Venedig* spielen sollte. So lässt Mann seinen Aschenbach auf der Überfahrt nach Venedig auch in einem Buch eines „schwermütig-enthusiastischen Dichters" (S. 24) lesen. Damit kann nur Platen gemeint sein. Und was Aschenbach vor seiner Ankunft in Venedig liest, dürfte Platens Sonett-Zyklus *Venedig* (1824) sein, dessen Grundthema auch ein Epigramm Platens zusammenfasst:

„Hülfslos sinkst du dahin, unrettbar! Dass du so groß warst,
Dass du verdunkeltest einst, Mächtige, Rom und Byzanz,
Frommt es dem Enkel? Es vermehrt den unendlichen Schmerz und die Wehmut:
Alles vergeht; doch wird Schönes allein so beweint."[45]

---

45 Zit. nach: *Platens Werke*, hrsg. v. G. A. Wolff u. V. Schweizer, Bd. 1, Leipzig/Wien, O. J., S. 135.

Alle Themen sind hier zusammengefasst: Schönheit, unrettbarer Verfall, einstige Macht, heutiges Dahinsinken. Wenn Aschenbach sich mit dem Schiff Venedig nähert, wiederholt er bei sich das gerade Gelesene:

„Er gedachte des schwermütig-enthusiastischen Dichters, dem vormals die Kuppeln und Glockentürme seines Traumes aus diesen Fluten gestiegen waren, er wiederholte im Stillen einiges von dem, was damals an Ehrfurcht, Glück und Trauer zu maßvollem Gesange geworden, und von schon gestalteter Empfindung mühelos bewegt, prüfte er sein ernstes und müdes Herz, ob eine neue Begeisterung und Verwirrung, ein spätes Abenteuer des Gefühles dem fahrenden Müßiggänger vielleicht noch vorbehalten sein könne." (S. 24)

Aschenbach lässt sich also auf die bereits poetisch gestaltete Empfindung ein, weil sie zu maßvollem Gesange geronnen ist, also eine Form eingenommen hat, die auch ihm vorschwebt. Es ist dabei z. B. konkret an das erste Sonett des Platenschen *Venedig*-Zyklus zu denken, das folgendermaßen lautet:

„Mein Auge ließ das hohe Meer zurücke,
Als aus der Flut Palladios Tempel stiegen,
An deren Staffeln sich die Wellen schmiegen,
Die uns getragen ohne Falsch und Tücke.

Wir landen an, wir danken es dem Glücke,
Und die Lagune scheint zurück zu fliegen,
Der Dogen alte Säulengänge liegen
Vor uns gigantisch mit der Seufzerbrücke.

Venedigs Löwen, sonst Venedigs Wonne,
Mit eh'rnen Flügeln sehen wir ihn ragen
Auf seiner kolossalischen Kolonne.

Ich steig ans Land, nicht ohne Furcht und Zagen,
Da glänzt der Markusplatz im Licht der Sonne:
Soll ich ihn wirklich zu betreten wagen?"[46]

Furcht und Zagen befällt das lyrische Ich beim Betreten des unsicheren Bodens Venedigs. Die Stadt kommt ihm wie ein Labyrinth vor, ein Eindruck, den es mit Aschenbach teilt. So heißt es im zweiten Sonett:

„Dies Labyrinth von Brücken und von Gassen,
Die tausendfach sich ineinander schlingen,
Wie wird hindurchzugehn mir je gelingen?
Wie werd ich je dies große Rätsel fassen?"[47]

So sehr auch in Platens *Venedig*-Zyklus Aschenbachs Venedig-Erlebnis präformiert ist, er irrt sich, wenn er glaubt, er könne sich wie der „schwermütig-enthusiastische Dichter" (S. 24) ebenfalls der Stadt mit der dichterischen Distanz nähern und sie in ihrer Atmosphäre so bändigen, dass er sie zu maßvollem Gesange umstilisieren könnte.

Was Aschenbach nicht wahrnimmt, aber für den Leser als ironisches Signal fungiert, ist, dass bereits die erste Begegnung mit Venedig von der durch Platen gesteckten Erwartung gänzlich abweicht: Wo Aschenbach die Kuppeln und Glockentürme erwartet,

---

46 Ebd., S. 135 f.
47 Ebd., S. 136.

die für Platen „aus diesen Fluten gestiegen waren", bleiben bei Aschenbachs Ankunft „Himmel und Meer [...] trüb und bleiern", und „neblichter Regen" geht zeitweilig nieder (S. 24). Eine „neue Begeisterung und Verwirrung" oder gar ein „spätes Abenteuer des Gefühles" für den „fahrenden Müßiggänger", wie es sich Aschenbach in Anlehnung an Platen von seinem Venedig-Aufenthalt verspricht, wird er in dieser Stadt nicht finden (S. 24).

Was er lange Zeit nicht wahrhaben will und was schließlich zu seinem Untergang führt, ist, dass er sich in einem Venedig aufhält, das von der Cholera durchsetzt ist, die dieses Labyrinth, in dem sich auch Aschenbach im wahrsten Sinne des Wortes verläuft, mit einem „süßlich-offiziellen Geruch" durchzieht, „der an Elend und Wunden und verdächtige Reinlichkeit erinnert" (S. 62). Schon die Überfahrt nach Venedig war begleitet von Umständen, denen Aschenbach letztlich nicht die ihnen angemessene Bedeutung gab. In die Totenstadt, die Züge des Hades annimmt, führt ihn ein „buckliger und unreiner Matrose", ein „ziegenbärtiger Mann von der Physiognomie eines altmodischen Zirkusdirektors" nimmt seine Personalien auf dem Schiff auf und mit „großen Krähenfüßen" werden seine Personalien aufgeschrieben (S. 21). Schließlich begleitet ihn auf dem Schiff der „falsche Jüngling" (S. 22), die Weiterfahrt zum Hotel findet mit einem Gondoliere statt, der keine Kaution hat, die Gondel selbst gleicht einem Sarg.

Berücksichtigt man all diese Umstände, so wird aus Venedig nicht mehr die schöne, verfallende Stadt, die aus dieser Verfallenheit sogar noch ihre Schönheit bezieht, sondern Venedig, die einstige Königin der Städte (s. S. 44), wird zu einer auch im übertragenen Sinne kranken dahinsiechenden Stadt, zu einer „schmeichlerischen und verdächtigen Schönen", einer Stadt, „halb Märchen, halb Fremdenfalle" (ebd.), in deren „fauliger Luft die Kunst einst schwelgerisch aufwucherte und welche den Musikern Klänge eingab, die wiegen und buhlerisch einlullen." (S. 65)

Nur Venedig kam in Frage, wenn es darum ging, eine Stadt zu finden, deren Charakter und deren Geheimnis mit dem Geheimnis des Gustav Aschenbach „dunkel zusammenfloss" (S. 67).

LITERATUR

Zitierte Ausgabe:

Thomas Mann: *Der Tod in Venedig und andere Erzählungen*. Frankfurt a. M.: Fischer Taschenbuch Verlag, Bd. 54, ^{61}2017.

Werkausgaben:

Thomas Mann: *Gesammelte Werke in 13 Bänden*. Hg. v. Hans Bürgin, Frankfurt a. M. 1960, 1974.

Thomas Mann: *Gesammelte Werke in Einzelbänden*. Hg. v. Peter de Mendelssohn, 20 Bde., Frankfurt a. M. 1980–86.

Kommentare:

Dichter über ihre Dichtungen. Bd. 14: *Thomas Mann*. Hg. v. Hans Wysling unter Mitwirkung v. Marianne Fischer, 3 Teile, Zürich/München/Frankfurt 1975–1981.

Koopmann, Helmut (Hg.): *Thomas-Mann-Handbuch. Mensch und Zeit – Werk – Rezeption*. Stuttgart 1990.

Kurzke, Hermann: *Thomas Mann. Epoche – Werk – Wirkung*. München 1985. → Für Schüler gut nutzbare Darstellung.

Vaget, Hans Rudolf: *Thomas Mann – Kommentar zu sämtlichen Erzählungen*. München 1984.

Biografisches zu Thomas Mann:

Bürgin, Hans; Mayer, Hans-Otto: *Thomas Mann. Eine Chronik seines Lebens*. Frankfurt a. M. 1965.

Mehring, Reinhard: *Thomas Mann. Künstler und Philosoph*. München: Wilhelm Fink Verlag, 2001.

Mendelssohn, Peter de: *Der Zauberer. Das Leben des deutschen Schriftstellers Thomas Mann. Erster Teil 1875–1918*. Frankfurt a. M. 1975.

Reents, Edo: *Thomas Mann.* Utikon-Waldegg: Claassen Verlag, 2001.

Schröter, Klaus: *Thomas Mann in Selbstzeugnissen und Bilddokumenten.* Reinbek bei Hamburg 1964.

Zum Gesamtwerk Thomas Manns:

Baumgart, Reinhard: *Das Ironische und die Ironie in den Werken Thomas Manns*. München 1964.

Diersen, Inge: *Thomas Mann. Episches Werk – Weltanschauung – Leben*. Berlin, Weimar 1975.

Heller, Erich: *Thomas Mann. Der ironische Deutsche*. Frankfurt a. M. 1975.

Hilscher, Eberhard: *Thomas Mann. Sein Leben und Werk*. Berlin 1983.

Jendreiek, Helmut: *Thomas Mann. Der demokratische Roman.* Düsseldorf 1977. → Für Schüler gut nutzbare Darstellung.

Kolbe, Jürgen: *Heller Zauber. Thomas Mann in München 1894–1933.* München 1987.

Lehnert, Herbert: *Thomas Mann. Fiktion, Mythos, Religion.* Stuttgart 1965.

Mayer, Hans: *Thomas Mann*. Frankfurt a. M. 1984. → Für Schüler gut nutzbare Darstellung.

Zu *Der Tod in Venedig:*

Bahr, Ehrhard: *Thomas Mann. Der Tod in Venedig. Erläuterungen und Dokumente.* Stuttgart 1991 (RUB 8188). → Für Schüler gut nutzbare Darstellung.

Dierks, Manfred: *Studien zu Mythos und Psychologie bei Thomas Mann. An seinem Nachlass orientierte Untersuchungen zum Tod in Venedig, zum Zauberberg und zur Joseph-Tetralogie*. Bern, München 1972.

Dierks, Manfred: „Der Wahn und die Träume im ‚Tod in Venedig'. Thomas Manns folgenreiche Freud-Lektüre im Jahr 1911". In: *Psyche* 44 (1990), S. 1–23.

Frühwald, Wolfgang: „Repräsentant des Zeitalters. Zu Thomas Manns Erzählung ‚Der Tod in Venedig'". In: *Analele Universitati Bucaresti, Limbi Germanice* 22 (1973), S. 51–59.

Gehrke, Hans; Thunich, Martin: *Thomas Mann. Tonio Kröger / Der Tod in Venedig. Interpretation und unterrichtspraktische Vorschläge*. Hollfeld 1985.

Gockel, Heinz: „Aschenbachs Tod in Venedig". In: Rudolf Wolff (Hg.): *Thomas Mann. Erzählungen und Novellen.* Bonn 1984, S. 27–41.

Häfele, Josef; Stammel, Hans: *Thomas Mann. Der Tod in Venedig*. Frankfurt a. M. 1992 → Grundlagen und Gedanken zum Verständnis erzählender Literatur.

Hermes, Eberhard: „Thomas Mann ‚Der Tod in Venedig' – Anregungen zur Interpretation". In: *Der Deutschunterricht* 29 (1977), S. 59–86. → Für Schüler gut nutzbare Darstellung.

Hofmiller, Josef: „Thomas Manns ‚Der Tod in Venedig'". In: Jost Schillemeit (Hg.): *Interpretationen 4. Deutsche Erzählungen von Wieland bis Kafka.* Frankfurt a. M. 1966, S. 303–318.

Koopmann, Helmut: „Hanno Buddenbrook, Tonio Kröger und Tadzio: Anfang und Begründung des Mythos im Werk Thomas Manns". In: R. Wiecker (Hg.): *Thomas Mann Gedenkschrift 1875–1975.* Kopenhagen 1975, S. 53–66.

Kunz, Josef: *Die deutsche Novelle im 20. Jahrhundert.* Berlin 1977.

Lehnert, Herbert: „‚Tristan', ‚Tonio Kröger' und ‚Der Tod in Venedig'. Ein Strukturvergleich." In: *Orbis litterarum* 24 (1969), S. 271–304.

Martini, Fritz: *Das Wagnis der Sprache. Interpretationen deutscher Prosa von Nietzsche bis Benn*. Stuttgart 1954, S. 176–224.
→ Für Schüler gut nutzbare Darstellung.

Mayer, Hans: „Der Tod in Venedig. Ein Thema mit Variationen". In: ders. (Hg.): *Thomas Mann*. Frankfurt 1984, S. 370–385.

Mautner, Franz H.: „Die griechischen Anklänge in Thomas Manns ‚Tod in Venedig'". In: *Monatshefte für* deutschen *Unterricht, deutsche Sprache und Literatur* 44 (1952), S. 20–26.

Petriconi, Hellmuth: „‚La Mort de Venise' und ‚Der Tod in Venedig'". In: ders.: *Das Reich des Untergangs. Bemerkungen über ein mythologisches Thema*. Hamburg 1958, S. 67–95.

Pütz, Peter: „Der Ausbruch aus der Negativität. Das Ethos im ‚Tod in Venedig'". In: *Thomas-Mann-Jahrbuch* 1 (1988), S. 1–11.

Reed, Terence James: *Thomas Mann. Der Tod in Venedig*. Text, Materialien, Kommentar mit den bisher unveröffentlichten Arbeitsnotizen Thomas Manns, München 1983.

Renner, Rolf Günter: *Das Ich als ästhetische Konstruktion. ‚Der Tod in Venedig' und seine Beziehung zum Gesamtwerk Thomas Manns*. Freiburg 1987.

Schmitz, Walter: „‚Der Tod in Venedig'. Eine Erzählung aus Thomas Manns Münchner Jahren". In: *Blätter für den Deutschlehrer* (1985), S. 2–20.

Seidlin, Oskar: „Stiluntersuchungen an einem Thomas-Mann-Satz". In: ders.: *Von Goethe zu Thomas Mann. Zwölf Versuche*. Göttingen 1963, S. 148–161.

Sokel, Walter H.: „Demaskierung und Untergang Wilhelminischer Repräsentanz: Zum Parallelismus der Inhaltsstruktur von ‚Professor Unrat' und ‚Der Tod in Venedig'". In: G. Gillespie; E. Lohner (Hg.): *Herkommen und Erneuerung: Essays für Oskar Seidlin*. Tübingen 1976, S. 387–412.

Vaget, Hans R.: „Thomas Mann und die Neuklassik. ‚Der Tod in Venedig' und Samuel Lublinskis Literaturauffassung". In: *Jahrbuch der deutschen Schillergesellschaft* 17 (1973), S. 432–454.

Vaget, Hans R.: „‚Goethe oder Wagner': Studien zu Thomas Manns Goethe-Rezeption 1905–1912". In: H. R. Vaget, D. Barnouw: *Thomas Mann.* Studien zu Fragen der Rezeption. Bern 1975, S. 1–82.

Wiese, Benno von: „Der Tod in Venedig". In: ders.: *Die deutsche Novelle von Goethe bis Kafka*. Düsseldorf 1956, S. 304–324.
→ Für Schüler gut nutzbare Darstellung.

Wysling, Hans: „Aschenbachs Werke. Archivalische Untersuchungen an einem Thomas-Mann-Satz". In: *Euphorion* 59 (1965), S. 272–314.

Verfilmung:

Tod in Venedig. Italien/Frankreich 1971.
Regisseur: Luchino Visconti.

Verfilmung des Lebens der Familie Mann:

Die Manns. Ein Jahrhundertroman. BRD 2001.
Verfilmung für das Fernsehen.
Film von Heinrich Breloer und Horst Königstein.

STICHWORTVERZEICHNIS